301健康科普丛书
胃食管反流病

主　编：柴宁莉　李　军　蔡昌豪
副主编：张　茹　石　卉　文军宝

U0331968

军事医学科学出版社

图书在版编目（CIP）数据

胃食管反流病/柴宁莉，李军，蔡昌豪主编.
—北京：军事医学科学出版社，2014.1
（301健康科普丛书）
ISBN 978-7-5163-0394-8

Ⅰ. ①胃… Ⅱ.①柴… ②李… ③蔡… Ⅲ. ①胃疾病—防治
Ⅳ. ①R573

中国版本图书馆CIP数据核字(2013)第290546号

策划编辑：孙　宇　赵艳霞　　　责任编辑：王彩霞　曹继荣
出 版 人：孙　宇
出　　版：军事医学科学出版社
地　　址：北京市海淀区太平路27号
邮　　编：100850
联系电话：发行部：(010)66931049
　　　　　编辑部：(010)66931053,66931104,66931039
传　　真：(010)63801284
网　　址：http://www.mmsp.cn
印　　装：中煤涿州制图印刷厂北京分厂
发　　行：新华书店

开　　本：710mm×1000mm　1/16
印　　张：8
字　　数：87千字
版　　次：2014年5月第1版
印　　次：2014年5月第1次
定　　价：20.00元

301 健康科普丛书

编委会

总 主 编　李书章

总副主编　汪爱勤　张士涛

秘　　书　刘　亮　刘广东　赵　静　孔　越

编　　委　（按姓氏笔画排序）

于生元　万　军　巴建明　田　庆

母义明　李席如　李春霖　邹丽萍

陈　凛　陈香美　陈韵岱　胡　红

柴宁莉　黄海力　彭红梅　董家鸿

戴广海

前言
preface

　　胃食管反流病（gastrointestinal reflex disease，GERD）是指胃内容物反流至食管而引起的一系列慢性症状群或黏膜的损伤，其中烧心、反流是该病的典型症状，但也有相当一部分患者症状表现复杂多样，甚至以消化道以外的症状为主，如反流性咳嗽、喉炎、哮喘或牙侵蚀，甚至一些难治性咽炎、鼻窦炎、特发性肺纤维化、复发性中耳炎等疾病也被证实与 GERD 有一定关系。

　　在我国成年人中有 GERD 相关症状的患者已达 3.1%，该病虽为良性疾病，但其中长期严重的反流性食管炎、巴瑞特（Barrett）食管伴有异型增生的患者存在癌变的风险，尤其是很多人虽饱受该病折磨，但因重视不足或者因为症状较多不知如何就医而没有得到积极有效的治疗，生活质量因此也受到严重影响。有调查显示，不经治疗的 GERD 患者人群的心理幸福指数低于心绞痛及轻度心衰患者。

因此，中国人民解放军总医院具有丰富临床诊治经验的多位专家精心编写了这本《胃食管反流病》奉献给读者，从认识疾病、如何治疗、就医指南、生活指导、饮食指导五个部分对该病进行了全面的解读。本书图文并茂、形象生动、浅显易懂，是一本适合于广大患者的非常有价值的科普读物。

本书的编写受到了国内著名消化疾病专家王孟薇教授、吴本俨教授的悉心指导和指正，在此，致以衷心的感谢！

柴宁莉

2014 年 1 月

目录
catalog

第二篇 如何治疗 　29

目录

第三篇 就医指南 53

目录

第四篇 饮食指导　　87

第五篇　生活指导　　99

第一篇
认识疾病

近年来，胃食管反流病在我国的发病率有逐渐升高的趋势，并随着年龄的增长而增加。本病临床主要表现为烧心、胸痛、吞咽疼痛、恶心、嗳气、反酸或吐酸水、咽部异物感等，对患者的生活、工作均造成不小的影响。目前西药虽然对症治疗疗效尚可，但一旦停药，很容易复发。

1. 什么是胃食管反流病?

专家回复：当人进食时，食物应该顺着胃肠道，由上到下，经过食管、胃等器官直至最后经肛门排出，但有的时候，食物在胃肠道里不往下走，却向上走，医学上称之为反流。简单用一句话来介绍胃食管反流病，就是在消化道里位于食管下方的胃或十二指肠里的内容物，未往下走，却向上进入食管里，刺激食管，引起食管发生炎症甚至肿瘤的一组疾病。

2. 食管是什么器官?

专家回复：胃肠道是"一条由口腔到肛门的中空的肌肉管道"，可分为食管、胃、小肠、大肠、直肠以及肛门。它在不同部位的直径不同，有宽有窄。消化道不同部位的管壁虽然不尽相同，但其基本结构是一样的。

食管是一条从咽喉到胃之间的扁平状肌性管道，在消化管各段中是最窄的。上端与咽部连接，位于第6颈椎水平的环状软骨下缘。下行经过后纵隔，穿过膈肌的食管裂孔，到达与胃的连接处，相当于第10或第11胸椎水平。

成人食管全长约25cm，我们的门齿距离食管入口15cm，到贲门约40cm。食管左右径约3cm，前后径约2cm，食管穿过膈肌到达胃的上口——贲门。所以食管大部分在胸腔（膈肌以上）。膈肌以下是腹腔，食管在腹腔内仅约1.5cm。食管与胃连接处的左侧形成的一个锐角，我们称这个锐角为"切迹"或His角，这个锐角是很有意义的噢，它可以防止胃里的东西反流到食管里。

整段食管前后经过颈部（食管颈段）、胸腔（食管胸部）和腹腔（食管腹部）。食管并不是上下一样粗的，而是有 3 处生理性狭窄：第 1 个狭窄在咽与食管连接处，距门齿 15cm，直径只有 1.3cm，我们摸到自己的第 6 个颈椎，第 1 个狭窄就在这个水平面上。第 2 个狭窄在支气管的后面，在第 4 ~ 5 胸椎之间的水平面上，从门齿向下约 25cm 就是了。第 3 个狭窄在食管穿过膈肌处，和我们的第 10 胸椎在一个水平面上，离门齿有 40cm。我们为什么重点介绍这些狭窄区呢？是因为这 3 个狭窄的地方是食物最容易停留的地方，食物长期在此停留，刺激黏膜，所以也是最容易发生肿瘤的部位。

食管的上、下端都有强有力的肌肉（医学上称之为括约肌），它们使食管除吞咽以外的时间，都处于关闭状态。食管下端括约肌（LES）长 3 ~ 5cm，它强有力的收缩，使食管下端形成一个生理高压带，可以有效地阻止胃内容物反流到食管里，是人类防止胃食管反流的武器之一。

 3. 食管与胃、十二指肠有什么关系?

专家回复：消化管是一条很长的肌性管道，包括口腔、咽、食管、胃、小肠（十二指肠、空肠、回肠）和大肠（盲肠、结肠、直肠）等。

食管下段与胃的上口（贲门）相连，连接处叫做齿状线。由食管进入胃内的食团，在胃的消化作用下，形成食糜。在胃的运动作用下，食糜被排入下面的十二指肠。十二指肠为小肠的起始段，长度相当于 12 个手指的指幅（25 ~ 30cm），因此而得名。

人的十二指肠呈 "C" 形，在 C 形的弯曲里是胰腺的头部。十二指肠的主要功能是分泌黏液、刺激胰消化酶和胆汁的分泌，为蛋白质的重要消化场所，由它们的协调合作来完成食物的运送与消化功能。

4. 消化系统的功能是什么？

专家回复：消化系统的基本功能是消化和吸收食物，为我们提供所需的物质和能量。食物中的营养物质很丰富，其中除了维生素、水和无机盐可以被直接吸收利用外，蛋白质、脂肪和糖类等都不能被直接吸收利用。它们都需要在消化道里被分解为结构简单的小分子物质后，才能被吸收利用。

食物在消化管内被分解成结构简单、可被吸收的小分子物质的过程就称为"消化"；这种小分子物质透过消化管黏膜上皮细胞进入血液和淋巴液的过程就是"吸收"。对于未被吸收的残渣部分，消化道则通过大肠以粪便形式排出体外。

食物的消化和吸收需要通过消化系统各个器官的协调合作来完成。那么，食物在胃肠道内是怎样被消化的呢？

从口腔开始，食物就开始被消化了。牙齿咀嚼，把食物磨碎，医学上称之为口腔的机械性消化作用。但是食物在口腔内停留的时间很短，因此口腔内的消化作用不大。

食物经过食管进入胃后，胃壁肌肉的收缩—舒张作用可以不断地研磨食物（叫做胃的机械性消化）。与此同时，胃液的酸、蛋白酶等化学性物质也在把食物中的大分子分解为小分子（胃的化学性消化）。在这两种作用下，食物变成了像粥一样的"食糜"。胃将食糜一点点的、分次向下推送，通过胃的下口（幽门）进入十二指肠，开始了小肠内的消化。

小肠分为三个部分：十二指肠、空肠和回肠。和胃一样，小肠也有机械性消化和化学性消化作用，只不过小肠的功能更为强大，是人消化、吸收食物的主战场。在小肠中，各种营养成分逐渐被分解成简单的、可吸收的小分子物质，并在小肠内吸收。

食物通过小肠后，消化过程已基本完成，只留下难以消化的食物残渣从小肠进入大肠。大肠是没有消化作用的，仅有一定的吸收功能，可以从食物残渣中吸收一点营养及多余的水分，形成粪便。

5. 正常的食管如何防止胃内容物反流?

专家回复：人的吞咽器官包括咽、食管上端括约肌（环咽肌）、食管体和食管下端括约肌（LES）。完整的吞咽器官将食物从口腔输送至胃，并可防止食物反流到食管。食管主要通过下面几个强有力的武器防止胃内容物反流到食管。

（1）食管下端紧接胃贲门处的 LES 强有力的紧张、收缩作用使得食管下端内的压力要比胃内的压力高，形成了一个相对胃内的"高压区"，是人类的一个天然"阀门"。对防止胃内容物反流具有重要作用。

（2）在吃饭时，食物由口腔进入食管后，食管就开始蠕动了，收缩一下，舒张一下，形成一个个收缩波，将食物送入胃中。正常情况下，吞咽食物后食管就开始向下蠕动，推进食物向下进入胃中（这种蠕动叫原发性蠕动）。当胃里的东西反流到食管时，会立即刺激食管使蠕动加强，将反流物向下排空，我们把这种蠕动叫做继发性蠕动，这两种蠕动可以帮助我们很好地清除反流物。

（3）口腔分泌的唾液绝大多数都吞咽进了食管，对反流物起着稀释、中和与冲刷作用，可以很好地减轻反流物对食管黏膜的侵蚀。唾液中的碳酸氢盐可以中和反流入食管内的胃酸。而且唾液向下排的过程中，就像水在水管中流动一样，对食管起到冲刷的作用。

（4）在食管表面有一层很强大的保护膜，医学上称之为屏障功能，可以帮助抵御反流物对食管的损害。

（5）人在坐位或立位时，胃反流到食管里的反流物在地球重力的作用下，也会自行向下慢慢进入胃里的噢。

上面我们提到的这几种人体自身的保护机制有一种或几种变弱时，就会导致胃食管反流病。

6. 什么是一过性食管下端括约肌松弛? 它有什么意义?

专家回复：一过性食管下端括约肌松弛（TLESR），指的是在不吞咽时，LES 自发的短暂松弛，其松弛时间明显长于吞咽时的 LES 松弛，可持续 5 秒甚至 8 ~ 10 秒，并常伴有胃食管反流。目前认为 TLESR 是一种生理现象，是正常人生理性胃食管反流的主要原因。如果 TLESR 缺乏控制，即会形成病理性反流。研究发现，TLESR 次数增多、时间延长是引起胃食管反流病的最主要因素。正常人每小时发生 2 ~ 6 次 TLESR，其中 40% ~ 50% 伴有酸反流；胃食管反流病患者 TLESR 的发生频率可达每小时 3 ~ 8 次，其中 60% ~ 80% 伴有明显酸反流。

健康人有两个控制食管下端括约肌暂时性发生松弛的因素：意识水平和体位。人体在睡眠时，TLESR 全部得到控制，清醒后不久即出现 TLESR 和反流。为何意识影响松弛的发生，目前还不知道原因。

7. 并不是所有的胃食管反流都是疾病，什么是生理性胃食管反流?

专家回复：胃食管反流是指胃、十二指肠内容物反流入食管，可分为生理性和病理性两种。正常情况下，食管下端括约肌（LES）处于收缩状态，可防止胃食管反流。每次吞咽，LES 都有短时间的开放，让食团通过。在不吞咽时，LES 有时也会开放，在健康人和病人中均能见到，这种情况下可发生胃内容物反流入食管，即称为"生理性反流"。常见于睡眠时，持续时间短，而且发生次数少，一般情况下 24 小时内这种反流的次数少于 50 次，而食管内酸度低于 4.0 的总时间不超过 1 小时。

在不吞咽时 LES 开放叫做自发性松弛，平均每次持续约 20 秒，每天出现 20 ~ 30 次，主要功能是排除胃内的气体。LES 自发性松弛期间，胃向食管反流的屏障消失，酸性胃内容物流入食管即胃食管反流，但通过食物重力、食管向下蠕动及唾液吞咽等作用即排入胃内。健康人中出现的胃食管反流几乎均是由 LES 自发性松弛引起的，只是偶尔发生。

正常人在进食某些食物或饮料后也会出现烧心、反酸的症状，像红薯、咖啡、茶、饮料、酒等，但症状持续的时间很短，而且也不会损伤食管黏膜，不影响日常生活，属于生理性反应，不需治疗。据调查，大约有近 7% 的人几乎每天都存在胃食管反流症状，36% 的人每个月至少出现 1 次反流症状。24 小时食管 pH 监测发现，正常人群均有胃食管反流现象，但没有任何临床症状。生理性胃食管反流特点为，常发生在白天而夜间罕见；餐时或餐后反流较多；反流总时间短。

 8. 什么是病理性胃食管反流（胃食管反流病）的基础？

专家回复：病理性胃食管反流也就是胃食管反流病，是指十二指肠、胃内容物反流入食管并引起食管、咽部等组织损害。由于 LES 的功能障碍和（或）与其功能有关的组织结构异常，以至于其压力低下而出现胃食管反流，从而引起一系列临床症状和并发症。

食物通过食管、LES、贲门进入胃内，经消化液，如胃酸、胃蛋白酶等，与食物进行混合消化，再通过幽门到十二指肠，这是正常的过程。一旦出现异常，混合物就会反流到食管内，引起食管黏膜的损伤及一系列食管外的表现，如烧心、反酸、咳嗽等，称为"胃食管反流病"。

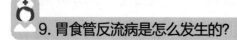

9. 胃食管反流病是怎么发生的?

专家回复：目前认为，胃食管反流病与多种因素有关，除了我们上面提到的食管抗反流的几种作用减弱外，以下原因可以引起或加重胃食管反流：

（1）胃十二指肠功能失常，主要是指由于胃排空异常（胃内压力升高，超过 LES 压力，在胃内高压力的作用下，胃内容物反流入食管）、胃酸分泌过多、十二指肠胃反流（十二指肠病变、幽门括约肌功能不全导致十二指肠胃反流，结果不但增加胃容量，还有十二指肠液、胆汁及胰液的反流）等因素，导致胃排空受阻，胃内容物增多，胃内压力增高，使反流物的质和量增加，导致胃食管反流病。

（2）反流物的攻击作用，在上述防御机制下降的基础上，反流物损伤食管黏膜。黏膜受损程度与反流物质的质和量有关，也与接触时间、体位有关。损伤食管黏膜最强的是胃酸和胃蛋白酶，其次是十二指肠液中的胆汁和胰酶，并且两者可以增强彼此对食管的损害。

因此，胃食管反流病尤其是反流性食管炎，通常是反流的胃酸、胃蛋白酶、胆汁共同作用于食管黏膜的结果。食管裂孔疝因常致食管下端括约肌和幽门功能失调而易并发胃食管反流；十二指肠溃疡多伴高胃酸分泌、胃窦痉挛与幽门功能失调，并发胃食管反流病较多；肥胖、大量腹水、妊娠后期导致腹腔内压力增高，压迫胃引起胃内压增高，均可诱发本病。

10. 什么是十二指肠胃食管反流?

专家回复：胃食管反流病，不仅仅是胃内容物反流入食管，还包括十二指肠胃食管反流。

食物在胃肠道向下走的过程叫做胃肠排空，正常的胃肠排空依赖于胃肠道正常的解剖结构和功能。

如果人的十二指肠、胃和食管的动力降低，十二指肠内容物可以经幽门向上进入胃内，称为"十二指肠胃反流"；如果反流入胃内的十二指肠内容物和胃内容物一起，向上进入食管，就是"十二指肠胃食管反流（DGR）"。如果反流物的数量大，反流发生频繁，或者持续时间长，则可能引起病理性损害。

正常情况下，胃和十二指肠协调运动可以防止反流的发生，其中任何一个环节出了问题，都可能引起病理性十二指肠胃反流。常见的有以下几种：

（1）食管下端和幽门括约肌功能不全，可使十二指肠内容物容易通过幽门和食管下端括约肌，反流到胃和食管。

（2）胃窦、幽门、十二指肠动力障碍或不协调，引起胃、十二指肠内容物逆流入食管。

（3）当胃部分切除后，患者丧失了具有抗反流作用的幽门，十二指肠胃反流极易发生。

（4）胆囊功能差的患者，常伴有十二指肠胃反流，并且在胆石症胆囊切除后更加严重，这主要是由于胆囊丧失了贮存浓缩胆汁、间断排泄胆汁的功能，使胆汁连续不断地排入十二指肠，造成胆汁增多，反流亦增加。

11. 哪些物质可引起胃食管反流病?

专家回复: 反流入食管的胃内容物(主要是胃酸、胃蛋白酶)和十二指肠内容物(主要是胆盐和胰酶),可以单独或共同损伤食管。

虽然食管黏膜对酸的耐受性较弱,但只有胃酸,是不引起明显的食管黏膜损伤的,只有胃酸和胃蛋白酶一起,才能损伤食管黏膜,使之发生糜烂(食管浅层破损),甚至溃疡(食管破损深达食管黏膜肌层)。

除了胃内容物,十二指肠内容物也是引起胃食管反流病的重要物质。十二指肠内有胆汁、胰液和肠液,在酸性条件下,十二指肠内的溶血卵磷脂、结合胆酸对食管黏膜损害很大;在碱性环境下,无论结合胆酸还是非结合胆酸都可损伤食管黏膜,造成食管炎甚至食管癌。而且胃酸能加强胆酸对黏膜的损害作用。

12. 有反流就有食管炎吗?

专家回复: 首先,我们需要明白,有反流不一定就是得了食管炎,正常人有时也会出现烧心、反酸的症状,但症状持续的时间很短,而且也不会损伤食管黏膜,不会引起炎症,不影响日常生活,这就属于生理性反应。如果经常出现烧心、反酸等反流症状,或造成黏膜的损伤,甚至出现了食管外的病变如咽炎、喉炎、气管炎,就属于病理性反应。

胃食管反流病是一种十分常见的消化道疾病,在人群中发病率很高,即使是健康人在不当饮食后,有时也会出现烧心和反酸的现象。随着人们生活质量的提高和饮食结构的变化,肥胖人群有所增加,肥胖的人很容易患胃食管反流病。

胃食管反流可以引发食管炎,但并不是一出现反酸、烧心等反流症状，就认为是发生了食管炎。患者如果长期有烧心、反酸等症状，首先应该查找一下诱因，如有无进食过饱，经常食用酸性饮料、甜食、辛辣食物，吸烟、喝酒等不良的饮食及生活习惯；有无长期服用药物史以及精神过度紧张、生气、便秘等不良因素。若有上述诱因，应尽早纠正。若上述因素纠正后症状仍不能解除，就应该到医院进行胃镜检查。

13. 为什么老年人更易患胃食管反流病？

专家回复：随着年龄的增加，患胃食管反流病的几率越来越高，这是为什么呢？因为人到老年，胃食管的多种防御机制均告衰退，如：①LES 的张力减低，经常处于松弛状态，反流必然会增多；② 唾液分泌减少，对反流物的稀释、中和及冲刷能力减弱；③ 长期的烟、酒、辛辣食物与药物等因素对食管黏膜的刺激伤害；④ 老年人动脉硬化，供给食管黏膜的血量减少，食管营养减少，反流物刺激、损伤食管后难以修复；⑤ 老年人患心血管疾病多，常服硝苯地平等钙拮抗剂与消心痛等硝酸酯类药物，这两类药物均能降低 LES 的张力，加重其松弛状态，促进反流；⑥ 老年人胃动力不足，胃排空延迟，胃内容物在胃内积聚，胃内压力升高。这些情况都会使胃内容物反流增多、食管黏膜对反流物的耐受性减弱，更易受损，受损后难以修复。

14. 胃食管反流病有什么危害？

专家回复：胃食管反流，特别是经常的、重度的反流引起的健康危害绝不可低估，应重视以下 3 个方面。

（1）反流物损害、破坏食管黏膜屏障，会引起黏膜炎症、糜烂，甚至发生溃疡、出血，这些病变如不能及时痊愈，时间长了将会导致食管狭窄，影响进食，甚至在病变部位正常的鳞状上皮细胞被柱状上皮细胞代替，形成所谓的"Barrett 食管"。需要说明的是，有烧心、胸骨后疼痛、反酸等典型症状的患者，并非都有食管炎，其中大多数患者做胃镜检查时，结果是正常的。可能的解释是这部分患者的食管对反流物高度敏感，虽然反流物刺激食管没有造成食管炎，但患者仍是感觉烧心、胸骨后疼痛、反酸等不适。因此，胃镜报告正常并不代表您没有胃食管反流病，这也是为什么有些病人明明胃镜报告正常，但医生却仍然建议他服药的原因。

（2）有些病人因为咽炎、咳嗽等去耳鼻喉科或呼吸科看病时，医生却让他们到消化科看病，病人常不能理解为什么。这是因为十二指肠、胃的反流物可向上经过食管直达咽部、喉部声带和气管，而引起慢性咽炎、慢性声带炎和气管炎。

（3）胃食管反流可引起胸骨后疼痛，和心绞痛的感觉极为相似，不仅病人常认为自己患了心绞痛，甚至一些医生都诊断成了心绞痛，导致一些病人长期按冠心病治疗，不仅多花了钱，治疗效果也不好。研究发

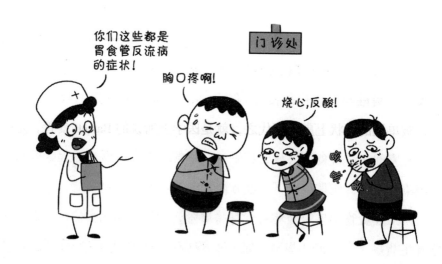

现，怀疑是心绞痛的病人中，有 30% ~ 60% 实际上是食管疾病引起的胸痛，其中 80% 是胃食管反流病。

综上所述我们可以看出，有烧心、反酸等反流症状不一定就是胃食管反流病，但是应引起足够的重视，尤其是老年患者。

15. 胃食管反流病包括三种疾病，是哪三种呢?

专家回复：胃食管反流病包括 3 种疾病：① 胃镜检查正常的非糜烂性胃食管反流病（NERD，65% ~ 70%）；② 反流性食管炎（RE，25% ~ 30%）；③ Barrett 食管（5%）。

这三种疾病是 3 个独立的过程，每个过程均有自己单独的发病机制和并发症，相互之间几乎无关。如：NERD 对治疗的反应比食管炎差，且没有证据支持 NERD 会逐渐发展为食管炎。Barrett 食管往往在第一次胃镜检查中就被发现，几乎没有资料表明它是由 NERD 或反流性食管炎演变而来。NERD、RE 和 Barrett 食管是 3 个独立的疾病，合称为"胃食管反流病相关性疾病"。

16.Barrett 食管与食管癌有关吗?

专家回复：正常的食管下端表面是多层鳞状上皮，可因为长期胃食管反流、胃酸与胃蛋白酶慢性刺激等原因，正常的多层的鳞状上皮消失，被单层的柱状上皮取而代之，就是医学上所说的 Barrett 食管，是一种不正常的病理现象。为什么说这是不正常的呢？因为 Barrett 食管与食管腺癌的发生有密切关系，因此，需要引起我们的重视。

Barrett 食管和反流性食管炎都是胃食管反流疾病的并发症。胃酸和胆汁等胃、十二指肠内容物反流至食管后，损伤食管表面的鳞状上皮，损伤的上皮会启动自我修复过程，但在修复过程中出现了错误，本来该长成鳞状上皮的却长成了柱状上皮，即是医学上所称的 Barrett 食管。因而 Barrett 食管被认为是反流性食管炎的并发症之一。

引起 Barrett 食管的原因尚不清楚，目前有两种看法：

（1）先天性发育障碍：胚胎期食管上皮开始是单层柱状上皮，逐渐发育成多层的鳞状上皮，但有一部分人这个发育过程出了错，单层柱状上皮没有发育为复层鳞状上皮。

（2）胃内容物反流：在胃食管反流病中，胃、十二指肠反流物持续性刺激食管黏膜，因为鳞状上皮不能耐受胃酸，容易受损，从而被耐酸性较强的柱状上皮取代。

Barrett 食管多发生在 40 岁以上的成年人。病人常表现为烧心（由于糜烂和溃疡所致，多发生于餐后）、胸痛（可发生于胸骨后和上腹部，向后背及下颌放射）、吞咽困难（食管因炎症发生纤维化而导致食管逐渐狭窄所致，开始为胸骨后有食物附着的感觉，越来越重）。炎症重的时候可以出现呕血、大便发黑、体质越来越弱、贫血等。最严重的是有10% 的病人可发生食管腺癌，一旦转化为食管癌，恶性程度较高，很早就转移到其他部位。

所以，如果患了 Barrett 食管，应该定期胃镜复查；如果 Barrett 食管合并炎症或糜烂应及时药物治疗；如胃镜发现 Barrett 食管伴有重度不典型增生或早期癌变，应内镜下治疗或手术治疗。

17. 为什么胃切除术后胃食管反流病发生率增高?

专家回复：胃切除术后患者的胃食管反流病发生率明显增高，有近1/3 的患者在部分或全部胃切除术后会出现胃食管反流，而此种反流易诱发食管癌。

近端胃大部切除术，因为切除了贲门及食管下段，使贲门及食管下端括约肌的抗反流作用不复存在，胃酸从胃向食管腔反流引起吻合口水肿、炎症，甚至发生吻合部分糜烂，而致发生反流性食管炎。这主要是由于：① 手术切除了食管下端和贲门（胃的上口），使正常食管下端LES形成的高压区和机械抗反流结构被破坏。② 支配胃蠕动的神经被切断，使胃蠕动减弱甚至消失，胃内容物不能及时排入十二指肠，在胃内积聚导致胃内压力增高。③ 手术切除了胃底部和部分胃体，胃的容积明显缩小，进食后胃不能扩张，导致幽门（胃的下口）压力升高，胃排空阻力增加，从而使富含胃酸的胃内容物易反流入食管。

毕Ⅰ式胃大部切除术后患者，因幽门被切除，十二指肠液容易反流入残胃，同样也容易反流入食管。毕Ⅱ式术后患者因小肠和残胃吻合，十二指肠液直接流入残胃，更容易反流入食管。

18. 哪些药物可能引起胃食管反流病?

专家回复：胃食管反流与食管下端括约肌、食管黏膜屏障、食管廓清功能等屏障功能下降有关，还与胃排空功能下降、反流物攻击作用增强等因素相关，损伤其中任何一个或几个环节均可能导致或加重胃食管反流。

胃食管反流病最重要的发病机制之一是LES张力降低、静息压下降，或是TLESR次数增多、时间延长。许多物质或药物能直接或间接降低LES张力，导致发生反流。体内一些激素如胰泌素、胆囊收缩素、胰高血糖素、生长抑素、抑胃肽、舒血管肠肽、神经降压素等可致LES下降，导致胃食管反流。一些常见食物如脂肪、巧克力、酒精、薄荷等也可降低 LES 压力，易引起反流。

特别是某些药物是已知的降低 LES 压力的物质，对某些 LES 能力处于正常下限的人具有潜在危险，如果应用可诱发胃食管反流病的发生，若用其他药物代替，则医源性胃食管反流便可避免。常见的药物有以下几种：

（1）已知能降低 LES 压力、产生反流的药物有抗胆碱能药（或有抗胆碱能副作用的食物）、β- 肾上腺素能药物（异丙肾上腺素）、茶碱、钙通道阻滞剂（异搏定、尼群地平）、前列腺素 E_1、前列腺素 E_2、前列腺素 A_2、前列腺素 I_2、5- 羟色胺、吗啡、哌替啶、咖啡因、安定、巴比妥类、利多卡因、黄体酮、α- 受体阻滞剂、多巴胺等。

（2）除降低 LES 压力外，削弱食管黏膜屏障功能也是药物导致胃食管反流的主要因素，如阿司匹林、保泰松等非类固醇类消炎药以及四环素、强的松等药物可破坏食管黏膜屏障，诱发或加重胃食管反流。

（3）某些药丸过大或形态欠妥，可能会影响食管排空，长期服用可能导致"药丸性食管炎"。

19. 哪些疾病可以引起胃食管反流病？

专家回复：下面是常见的几种容易导致胃食管反流的疾病：

（1）最常见的是食管裂孔疝，在老年人中极为常见，可引起胃食管反流。疝较大的患者，86% 有烧心和反流症状，40% 有反胃、夜间误吸和恶心呕吐，半数有上消化道出血史，1/3 患者有贫血。临床上可分为滑动性裂孔疝、食管旁疝、混合型裂孔疝和巨大疝等类型。滑动型裂孔疝很少引起症状，只有当合并病理性反流时才出现特殊症状；疝入胸腔的内脏可挤压肺脏并占据胸腔的一部分，可以引起饭后咳嗽和呼吸困难。

如并发疝内容物梗阻、坏死或穿孔，则患者有休克和胃肠梗阻症状，严重者常可致死。有食管裂孔疝者多伴有不同程度的胃食管反流，加上食管被疝挤压后，局部循环发生障碍，故反流性食管炎和食管溃疡常见，疾病进一步发展可致食管瘢痕性狭窄、食管周围炎，从而导致牵引性食管裂孔疝。因此，反流性食管炎和食管裂孔疝是互为因果、互相促进的。

（2）十二指肠溃疡或卓 – 艾综合征多伴高胃酸分泌，同时伴有胃窦痉挛与幽门功能失调，并发胃食管反流病较多。

（3）引起腹内压或胃内压增高的各种疾病，正常人中最常见的是妊娠，妊娠期间胃食管反流发生机会增加，尤其是怀孕后期烧心症状更为常见。反流的发生与长大的胎儿对腹腔的压迫引起腹内压增高有关，也可能是激素影响括约肌张力所致。一般产后即可恢复正常。大量腹水以及其他胃内压增高等因素均可诱发本病。

（4）小儿的病理性胃食管反流很常见，多发生于 6 个月以内，主要是 LES 张力低下引起。当然，除了括约肌松弛外，一部分括约肌压力正常的婴儿也可有胃食管反流。食管蠕动功能下降、食管黏膜抵抗力下降、胃食管角发育不良或食管腹段过短、胃排空延迟或胃酸分泌过多等因素参与其发病。小儿胃食管反流主要表现有三大症状：呕吐、食管炎和肺部吸入综合征。

（5）酒精、饮食和心理因素也可能导致胃食管反流，而吸烟和肥胖更是明确的胃食管反流病的危险因素。

20. 胃食管反流病有什么表现?

专家回复：胃食管反流病的好发部位在食管中下段，以下段为最多。发病年龄以 40 ～ 60 岁为最常见。有食管症状、并发症和食管外症状三大类症状。

（1）食管症状：病人常感觉胸骨后的烧灼样不适感，多在餐后特别是饱餐后出现。可伴有反胃，反流物呈酸味或带苦味，偶含少量食物，严重者可发生夜间呛咳，酸水从口鼻喷出。

（2）并发症：当反流物刺激食管导致食管炎，进而引起食管痉挛或食管瘢痕狭窄时，可出现吞咽困难，甚至吞咽疼痛。因食管有一套自我防御或保护机制，短暂或偶尔的胃食管反流（或称"生理性反流"）不会对食管造成严重危害，但若频繁、持续性反流，则可引起食管黏膜损伤，发生食管炎、溃疡，久之可引起食管出血、狭窄等严重并发症，甚至发生 Barrett 食管，进一步可发生食管腺癌。

（3）食管外症状：反流物刺激口腔、咽、气管等器官还会引起口腔溃疡、慢性咽喉炎、支气管炎、打鼾、牙病，甚至引起哮喘发作等其他系统疾病。因此，我们常可见到有些病人因为咳嗽或咽炎到呼吸科或耳鼻喉科看病，可医生却让他去消化科看病。可见，胃食管反流病不仅仅是胃肠道病变，而且可引起其他系统的疾病，危害不小，严重影响人们的身体健康和生活质量。

21. 什么是反酸？胃食管反流病患者为什么会有反酸？

专家回复：反酸是由于食管上、下括约肌均有松弛，使得胃内酸性的液体、食物或气体反流到食管，甚至口腔。发生时是突然和相对被动的，反流物进入口腔，可有酸味或苦味，造成口臭、味觉损害。反流物可被吐出，也可被重新咽下。进食、用力或体位改变都有可能造成反酸，有的病人夜间发生反酸，醒后发现枕头上有胃内容物或绿色的胆汁，咽痛，口腔有异位，有口臭。

22. 什么是烧心？胃食管反流病患者为什么会有烧心？

专家回复：烧心是胃食管反流病最常见的症状，一般是胃内的酸性物质反流进入食管，刺激食管黏膜下的感觉神经引起的。常在吃高脂肪、高蛋白食物后十几分钟出现，表现为胸骨后或者上腹部烧灼感或温热感。某些体位（如弯腰、平卧、腹部用力、束腰）和食物（咖啡、浓茶、酒、辛辣食物等）可以诱发烧心出现。如果夜间反流较多者，则常因烧心而惊醒。需要注意的是，烧心的严重程度和发作次数和胃食管反流的严重程度是不平行的。如果食管长期慢性炎症，使黏膜增厚或形成狭窄，烧心症状反而减轻。

23. 胃食管反流病患者的胸痛有什么特点？

专家回复：胃食管反流病患者胸痛部位位于剑突下和胸骨后，可向两侧胸部及肩颈背部放射，甚至放射到手部。服用抗酸药物后胸痛即可缓解。夜间发生的胃食管反流，由于食物不能借助重力作用排空食管，反流物在食管内停留时间较长，对食管黏膜的腐蚀性较大，因此建议睡前不宜进食。

24. 什么是心源性胸痛？

专家回复：心源性胸痛，顾名思义即由于心脏疾病引起的胸痛，指冠状动脉痉挛、狭窄，甚至闭塞，导致心肌缺血缺氧，甚至坏死，主要包括心绞痛、心肌梗死。心绞痛多在夜间发病，劳累后加重，进食后不能缓解，体位对病情影响小，服用扩血管药物，如消心痛、硝酸甘油等明显有效。心源性胸痛部位多位于胸骨中下段，呈压榨样闷痛、绞痛、钝痛，常向左侧肩背部、颈部、上肢、下颌放射。常伴有胸闷、心悸、发热，严重时有循环灌流不足表现。胸痛发作时常有心电图、心肌酶学、心脏超声变化，冠脉造影可以确定是否存在心血管解剖学和功能性疾病。心源性胸痛容易被误诊为胃食管反流病导致的胸痛，两者需要加以鉴别诊断。

25. 如何鉴别心源性胸痛和胃食管反流病引起的胸痛?

专家回复：胃食管反流病引起的胸痛与心源性胸痛，临床上两者有时难以鉴别。对于反复发作的胸闷、胸痛，当排除了心脏疾病或用心源性因素无法解释，或存在无法解释的睡眠障碍时，需考虑到胃食管反流病可能。可以通过胃镜或 X 线钡餐检查来了解有无胃食管反流病，必要时也可进一步行 24 小时食管内 pH 测定以明确诊断。对于疑似诊断为反流性胸痛综合征患者试验性给予 PPI 治疗，如果有效，症状能够迅速缓解，则也可作出胃食管反流病的诊断。

26. 胃食管反流病患者为什么会有进食梗阻感?

专家回复：胃食管反流病患者由于反流物刺激食管黏膜，引起食管炎症，致使食管痉挛，引起轻度间断吞咽困难。病程长了，长期炎症刺激可以引起食管壁充血、水肿、增厚和纤维化，食管弹性下降，甚至管腔狭窄，就会出现持续性的吞咽困难，并进行性加重。开始时是吃固体食物发生梗阻，病情加重后，吃流质食物也会有吞咽困难，进食时间明显延长。但由于是良性病变，病人营养状态良好，体重变化不大。只有少数病人食管狭窄程度重，流质食物也不能吃，可出现营养不良、消瘦和贫血。

27. 胆汁反流性胃炎和胃食管反流病是一样的吗?

专家回复：经常有患者拿着写有"胆汁反流性胃炎"的胃镜报告单询问医生，这是什么病，和胃食管反流病是一样的吗？我们先来认识一下胆汁反流性胃炎，正常情况下，胆汁储存在胆囊中，进食后胆囊收缩，把胆汁排入十二指肠，帮助我们消化食物。由于种种原因，如胆囊炎、胆石症、胆囊切除术后等，导致胆汁分泌后无法储存在胆囊里，不断地排入十二指肠，若加上胃的下口（幽门口）关闭不全，胃十二指肠逆向蠕动等因素，可造成胆汁反流入胃，甚至反流入食管，引起胃食管黏膜损伤。做胃镜检查时可看到本来该在十二指肠里的胆汁出现在了胃里，这就是胆汁反流性胃炎。

综上所述，胆汁反流性胃炎和胃食管反流病既有相同之处，又有不同之处。顾名思义，胆汁反流和食管反流都出现反流这一情况，但胆汁反流指的是反流物，而食管反流则指的是反流部位。

28. 胆汁反流性胃炎的症状和胃食管反流病一样吗?

专家回复：反流入食管的是酸性的含有胃酸和胃蛋白酶的胃液，少数情况下可以是胆汁，有时则是酸性胃液和碱性胆汁的混合物。无论是何种物质反流，发展到一定程度都可以引起食管黏膜损伤，胃镜下见到这种食管黏膜损伤，就是反流性食管炎。

胆汁反流性胃炎和胃食管反流病的症状既有相似之处，如两种疾病都有胸骨后疼痛、烧心、反酸、反胃、咽喉不适等，同时两者又各有其不同的表现。胆汁反流的患者往往会出现烧心、口苦等症状；而胃食管反流病的患者，尤其是酸反流和混合反流者，上述反流症状更为明显，若没有胆汁反流，一般没有口苦。

综上所述，胆汁反流和食管反流不是完全相同的一件事。两者虽然都存在反流，但胆汁反流的反流物为胆汁，既可反流至胃，又可反流至食管；食管反流的部位是食管，其反流物既可是胆汁又可能是胃液。

29. 我因为咳嗽去看病，为什么医生让我去消化科呢?

专家回复：说起咳嗽，大部分人首先想到的就是咽炎、肺炎、感冒、气管炎等。去医院看病，往往就挂呼吸科。其实，咳嗽的背后可能隐藏着多种疾病，如果不仔细辨别，很有可能就会在医院"挂错了号，走错了门"。比如有些患者，反复咳嗽，在呼吸科治疗很久都没有效果，并伴有反酸、烧心等症状，就应高度警惕患胃食管反流病的可能性。

胃食管反流性咳嗽通常占慢性咳嗽发病率的 10% ~ 20%。存在胃食管反流时，胃酸等胃内容物进入食管，刺激食管，引起迷走神经反射，或者胃内容物直接吸入气管引起了咳嗽，而咳嗽造成的腹压升高会加重反流程度，形成恶性循环。

这类患者的典型临床表现有：① 既有典型的反流症状如反酸、烧心，同时出现一些不典型症

医生，我得的是肺炎、咽炎还是气管炎？

都不是，你去消化科看看就知道了！

呼吸科

状，如慢性咳嗽、哮喘、声音嘶哑等。但事实上，不少胃食管反流的患者缺乏典型的反酸、烧心的反流症状，而只有呼吸道症状。② 咳嗽多以干咳为主，且持续很长时间。③ 咳嗽常与进食相关，在饱餐、食用高脂肪类食物、咖啡后加重。

与其他原因引起的慢性咳嗽相比，胃食管反流引起的咳嗽临床表现往往无特异性，对于呼吸科治疗效果不佳的慢性咳嗽，应考虑胃食管反流的存在。

30. 如果怀疑咳嗽是胃食管反流引起的，应该怎么明确诊断呢？

专家回复：如果怀疑咳嗽是胃食管反流引起，目前临床上常用以下两种诊断方法：

（1）胃镜：部分胃食管反流病患者胃镜下可以有糜烂性食管炎的表现，但是阳性率不高，据报道，只有 10% ~ 30% 的患者存在糜烂性食管炎。

（2）食管 24 小时 pH 监测：用 pH 记录仪对患者进行 24 小时食管酸度连续监测，可提供食管是否存在过度酸反流的客观证据，检查时实时记录反流相关症状，以获得反流与咳嗽症状的相关概率，明确反流时相与咳嗽的关系。

31. 怎么鉴别是哮喘还是胃食管反流病呢？

专家回复：要辨别是哮喘还是胃食管反流病，可以从患者症状是否与过敏有关入手。普通哮喘往往有过敏原接触史，如接触花粉、尘螨等，病情会随季节或环境的变化加重或减轻，以呼气困难为主。而胃食管反流病是一种常见的消化系统疾病，没有明显的过敏原；没有季节分布，部分患者则与饮食过饱、体位变化等导致胃内压力增高因素有关。

因此，对于反复发作的哮喘，当用常规的抗哮喘治疗很难控制症状，或伴有夜间反酸至咽喉导致呛咳的现象等，则需高度警惕胃食管反流病可能。如确定是胃食管反流病引起的哮喘，则用药需慎重，尽量不用茶碱类及 β_2 受体兴奋剂，而以抑酸药及增加胃动力药治疗为主，以减少胃酸分泌及增加胃内容物排空，从而阻止或减少反流。

32. 胃食管反流病引起夜间睡眠呼吸暂停的机制是什么？

专家回复：目前，胃食管反流病引起夜间睡眠呼吸暂停的机制还不是很清楚，有可能与以下因素有关：

（1）下食管括约肌功能不全、食管清除能力下降、食管内 pH 下降等均可引起迷走神经兴奋，导致气管收缩及呼吸抑制。

（2）食管内酸刺激引起气管高反应性或改变气管迷走神经张力，从而引起呼吸暂停。

（3）反流物被吸入呼吸道会引起气道狭窄，还会刺激上呼吸道，引起局部的水肿、充血。反流物还可作用于气道化学感受器受体引起支气管收缩，从而加重了气道阻塞导致夜间睡眠呼吸暂停加重。而夜间睡眠呼吸暂停引起胃食管反流病的重要机制是呼吸暂停过程中，其显著的胸内负压和食管内负压导致跨膈压差增大，当其超过下食管括约肌的张力时，则可将胃内容物吸入食管。

因此，夜间睡眠呼吸暂停合并有胃食管反流病的患者，不能只针对夜间睡眠呼吸暂停进行治疗，也应当前往消化科就诊，接受抗胃食管反流的治疗。

33. 什么是食管裂孔疝?

专家回复：食管裂孔疝（esophageal hiatus hernia，EHH）是指腹腔内脏器（主要是胃）通过膈食管裂孔进入胸腔所致的疾病，是一种常见的良性疾病。国内外文献报道发病率在 3.3%~15%。该病好发于中老年人，女性（尤其是肥胖的经产妇）多见。

形成食管裂孔疝的原因可分为先天性和后天性两种。先天性因素主要是先天发育不全，如膈肌食管裂孔的发育不良和先天性短食管；后天性因素更为常见，主要与肥胖以及其他慢性疾病引起腹腔压力长期增高有关。胸腹部手术损伤或外伤也是食管裂孔疝的常见病因。

34. 食管裂孔疝有多少种类型?

专家回复：根据疝内容物的不同，食管裂孔疝可分为 4 型，即滑动型食管裂孔疝、食管旁疝、混合型食管裂孔疝、巨大型食管裂孔疝，其中以滑动型食管裂孔疝最为常见，可占到整个食管裂孔疝数量的 80%~85%，表现为贲门和胃底部经扩大的食管孔突入胸内纵隔。食管旁裂孔疝次之（占 5%~20%），表现为胃的一部分在食管左前方通过增宽松弛的裂孔进入胸腔。混合型食管裂孔疝较为少见（约占 5%），表现为滑动型食管裂孔疝和食管旁疝共同存在。巨大型食管裂孔疝较为罕见，表现为除部分或全部胃进入胸腔外，还伴有腹腔其他脏器如大网膜、结肠的疝入。

35. 食管裂孔疝有什么症状?

专家回复：食管裂孔疝没有特异性临床症状和体征，多表现为胃食管反流相关症状如胸骨后或剑突下烧灼感、胃内容物反流感、上腹饱胀、嗳气、疼痛等。疼痛性质多为烧灼样或针刺样疼，可放射至背部、肩部、颈部等处。平卧，进食甜食、酸性食物等均可能诱发并可加重症状。此症状尤以滑动型裂孔疝多见。或因疝囊较大压迫心肺、纵隔，可表现为气短、咳嗽、心慌、发绀等，压迫食管可导致胸骨后吞咽不适或吞咽困难。也可以引起出血、狭窄、疝囊嵌顿等并发症。由于食管裂孔疝没有特异性临床症状和体征，因此诊断通常需依赖于胃镜和 X 线上消化道钡餐检查，其中 X 线上消化道钡餐检查最为常用，可以全面了解胃的位置、形状，食管裂孔大小，胃蠕动情况，食管解剖形态及动力学改变。对选择手术方式及手术的成功至关重要。还可明确食管下段是否有肿瘤、狭窄、运动失常。高分泌率食管测压和食管 pH 值 24 小时动态监测。也有助于食管裂孔疝的诊断。

36. 食管裂孔疝怎么治疗？

专家回复：食管裂孔疝如伴有胃食管反流症状，一般可先进行内科抗反流治疗，可选用抑酸药物如 PPI，联合促胃肠道动力药物如多潘立酮、莫沙必利、依托比利等。内科治疗效果不佳或症状较重，出现并发症如 Barrettt 食管、狭窄、出血或重度食管炎者，可考虑行外科手术治疗。

37. 食管裂孔疝一定会合并胃食管反流病吗？

专家回复：食管裂孔疝患者并不都伴有胃食管反流病，滑动型食管裂孔疝容易合并出现胃食管反流病。食管裂孔疝合并胃食管反流病的发生机制主要是，由于胃食管结合部及胃底进入后纵隔，下段食管暴露在胸腔内负压之下，其括约肌功能丧失，容易发生胃食管反流。但单纯的胃食管反流并不一定导致食管炎的发生和出现症状。当早期食管裂孔疝较小时，局部解剖结构的缺陷，可诱发轻度的酸反流，食管通过本身的代偿机制，增强食管的蠕动功能，增加食管的酸清除能力，避免或减轻食管黏膜损伤。此时表现为无食管黏膜形态学改变的胃食管反流。当反流频率或反流量超过一定界限，或食管本身的蠕动不足以清除反流到食管内的酸性反流物时，其代偿机制破坏，在胃酸和胃蛋白酶的侵蚀下造成食管黏膜的损伤及炎症。炎症初期，局限于食管下段的黏膜充血和水肿。

食管裂孔疝患者发生胃食管反流病后，还可出现食管动力异常，主要表现为食管远端蠕动障碍、对酸性反流物的廓清能力进一步下降。在胃内反流物长时间的刺激下，食管黏膜炎症反应加重、破坏，甚至形成食管溃疡。食管壁的水肿和食管肌层的痉挛可使食管腔变窄。因食管炎的长期反复发作、溃疡愈合时胶原的覆盖和肉芽组织增生，可使食管壁增厚、僵硬，最终导致食管纤维化、瘢痕性食管狭窄和（或）短缩，乃至于发生梗阻。

有学者认为，食管裂孔疝是否并发胃食管反流病以及胃食管反流病的范围如何，主要取决于贲门、下食管括约肌的功能状况。据 Skinner 等人报道，在 1168 例食管裂孔疝患者（食管裂孔滑动疝约占 78%，食管旁型约占 8%）中，约 60% 发现有胃食管反流病，14% 有反流而无症状。胃食管反流病主要发生在食管裂孔滑动疝，食管旁疝仅 30% 伴有反流。

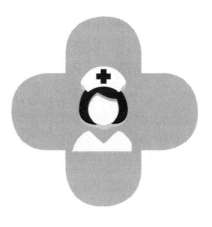

第二篇
如何治疗

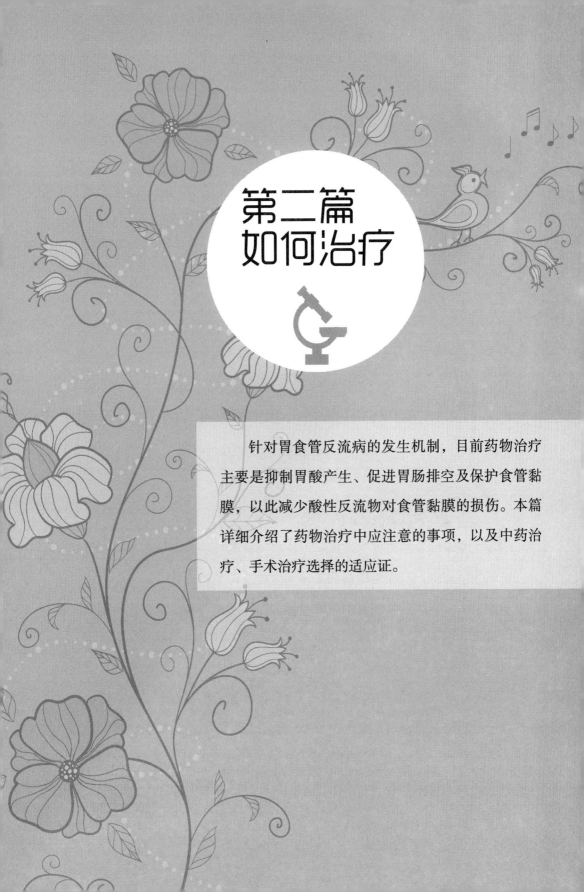

　　针对胃食管反流病的发生机制，目前药物治疗主要是抑制胃酸产生、促进胃肠排空及保护食管黏膜，以此减少酸性反流物对食管黏膜的损伤。本篇详细介绍了药物治疗中应注意的事项，以及中药治疗、手术治疗选择的适应证。

1. 胃食管反流病的治疗目的是什么?

专家回复:胃食管反流病的治疗目的是减少反流、缓解症状、降低反流物质对黏膜损害、增强食管黏膜抗反流防御功能,以求治愈食管炎、防止复发、预防和治疗重要并发症,从而改善患者的身体状况和生活质量。近年来,随着许多新技术的应用及抑酸剂、促动力剂的广泛使用,胃食管反流病的诊断方法有了很大发展,临床疗效也显著改善。

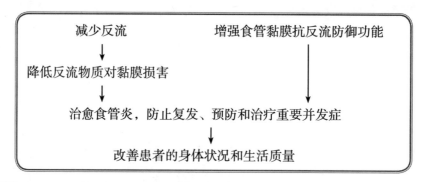

2. 治疗胃食管反流病有哪些方法?

专家回复:胃食管反流病不论轻重,首先应该做的都是先调整病人的生活方式。这和糖尿病病人最先做的应该是控制饮食是一个道理。调整生活方式虽然是所有治疗的基础,但因单独调整生活方式不能完全缓解患者的不适,因此常常被患者忽视。但一旦重视调整生活方式,改变可加重胃食管反流的生活习惯,且能做到持之以恒,不仅能提高其他治疗的疗效,而且可明显降低停药后胃食管反流的复发率。最不健康最易引起或加重胃食管反流的生活习惯是吸烟、饮酒、饮浓茶、餐后即刻平卧等,后面我们会详细介绍。

其次是药物治疗,如果调整生活方式后仍有反酸、烧心等反流症状，需服用药物，目前，质子泵抑制剂（PPI）可有效抑制胃酸，减轻反流入食管的胃内容物对食管黏膜的刺激，减轻反酸、烧心的感觉，使食管黏膜免于被损伤，或损伤后可尽早愈合，对胃食管反流病最有效。

最后是外科手术治疗，只有顽固、严重、药物治疗无效的病人才需要做手术。过去需要剖腹做胃底折叠术等，随着医学技术的发展，不需要开腹，腹腔镜下就可以完成。因为损伤小，更适于老年人。近年来，又开展了多项胃镜下做的抗反流手术，创伤更小，更为方便。

> 生活方式
> 药物治疗
> 手术治疗

3. 治疗胃食管反流病的药物有哪些？

专家回复：胃食管反流病是一种需要进行长期治疗的慢性疾病，药物治疗以中和胃酸反流为主。临床上主要以抑酸、促胃动力和胃黏膜保护剂等药物治疗。

（1）抑酸剂：是治疗本病的主要药物，包括质子泵抑制剂（PPI）和 H_2 受体阻滞剂，标准剂量是每次 1 片，每日 2 次，8 周为 1 个疗程。但治愈后一旦停药，症状可复发，因此长疗程维持治疗十分必要。维持治疗的用药剂量一般采用治疗量的半量，维持时间愈长，复发率愈低。

① H_2 受体阻滞剂：目前有四种 H_2 受体阻滞剂在临床上广泛应用，即西咪替丁、雷尼替丁、法莫替丁及尼扎替丁。对于轻型患者，采用标准剂量治疗方案，即可有效缓解症状，促进食管炎的愈合。对于中至重度食管炎患者，加大剂量才能缓解症状及促进食管炎的愈合。

② 质子泵抑制剂（PPI）：目前临床上常用的有奥美拉唑、兰索拉唑、雷贝拉唑、泮托拉唑和埃索美拉唑。奥美拉唑是最早的也是应用最广泛的 PPI，埃索美拉唑是奥美拉唑的光学异构体，初步研究显示具有更强

的抗胃酸分泌活性。兰索拉唑、雷贝拉唑有相似的疗效，但能更快地缓解症状，也更少受食物等因素的影响。

（2）促动力药：主要有多潘立酮（吗丁啉）、莫沙必利、伊托必利等。胃食管反流病常存在食管、胃运动功能异常，抑酸剂疗效不佳时，加用促动力药可增强疗效。

（3）黏膜保护剂：主要有麦滋林、硫糖铝、铝碳酸镁、枸橼酸铋钾、吉法酯等，通过黏附于食管黏膜表面提供物理屏障，抵御反流的胃内容物，对胃酸有温和的缓冲作用，可减少其对黏膜的损伤。

（4）联合治疗：若抑酸剂治疗无效，可尝试加用促动力药或黏膜保护剂联合治疗。

4. 什么是质子泵抑制剂（PPI）？

专家回复：PPI 于 20 世纪 80 年代问世，至今已 30 余年。质子泵位于胃上皮的壁细胞内，即 H^+-K^+ATP 酶，是壁细胞分泌酸的最后通道，机体不论哪种因素促使胃酸分泌，均通过质子泵。PPI 选择性抑制质子泵的活性，阻断了胃酸分泌的最后通道，所以不仅能抑制基础胃酸的分泌，而且对组胺、乙酰胆碱、促胃液素和食物刺激引起的胃酸分泌也有抑制作用。是目前最强的抑酸剂。每日只需服药 1 次或 2 次即可。目前临床上被广泛应用于各种酸相关疾病的治疗。适应证包括消化性溃疡、胃食管反流病、Zollinger-Ellison 综合征等。在胃食管反流病的治疗中，PPI 是首选药物。

> PPI → 抑制质子泵 → 胃内 pH 升高 → PPI 活化
> 速度降低 → 抑制质子泵作用减弱

5. 医院和药店有很多种 PPI，我该如何选择？

专家回复：目前国内应用的 PPI 主要有奥美拉唑，兰索拉唑、泮托拉唑、雷贝拉唑及埃索美拉唑。奥美拉唑为第一代，是最早应用于临床的 PPI，有较强的抑酸作用。兰索拉唑为第二代，较奥美拉唑生物利用率提高了 30%，且与质子泵有 3 个结合点，故对质子泵的抑制作用更完全，抑制胃酸分泌更快而明显。泮托拉唑为第三代，较前 2 种具有更好的靶位专一性，可选择性、非竞争地抑制壁细胞膜中的质子泵 H$^+$-K$^+$ATP 酶，产生更强的抑制胃酸分泌作用。以上 3 种 PPI 因其主要依赖肝细胞色素 P450 同工酶 CYP2C19 进行代谢，与其他通过该酶代谢的药物有明显的相互作用。

新一代质子泵抑制剂主要包括雷贝拉唑及埃索美拉唑，其抑制胃酸分泌的优势在于能持续提高胃内 pH 值，抑酸作用更强而有效。雷贝拉唑通过非酶代谢途径分解为雷贝拉唑硫醚，CYP2C19 和 CYP3A4 较少参与整个代谢过程，因此，雷贝拉唑受 CYP2C19 和 CYP3A4 的基因多态性影响较小，可在较大范围患者中取得稳定的抑酸效果。埃索美拉唑是奥美拉唑的 S- 构型旋光异构体，增加了经 CYP3A4 代谢通路的比率，使疗效更加稳定。

临床上，我们可以根据患者酸相关症状的轻重、持续时间，伴随用药情况以及患者经济承受能力，来综合衡量选择。

6. 质子泵抑制剂（PPI）什么时候服用效果最好？

专家回复：医生告诉我们患了胃食管反流病，PPI 治疗最好。我们拿药回家，该服药了，就会遇到这个问题，什么时候服药效果最好呢？根据病情的不同，服用剂量有所不同。病情轻的，PPI 每天只服 1 次就够了；而病情重的，医生会让每天服 2 次药。如果每天服 1 次，那么最好的时间是早餐前 30~60 分钟，这样对胃酸的抑制作用最强，可以大大减少胃酸的分泌量，减少胃反流物对食管黏膜的刺激。如果每天服 2 次药，这样就需要在早餐前 1 次的基础上，在晚上睡前再服 1 次。

雷贝拉唑是新型 PPI，主要经非酶途径代谢，因而不会出现代谢、胃内效应以及临床疗效方面的差异，因此不受食物影响，何时服药都可取得稳定的疗效。

7. 何种服药方法可以增强质子泵抑制剂的疗效？

专家回复：如果胃食管反流病患者服用质子泵抑制剂后症状减轻，但没有完全缓解的话，如何能最大程度地增强质子泵抑制剂的疗效呢？增加剂量的效果弱于增加给药的频度。有报道，奥美拉唑 20 毫克每天 2 次，比 40 毫克每天 1 次的疗效更好。这是因为 PPI 从体内消除较快，增加剂量并不能延长药物在体内的存留时间，而增加给药频率可增大 PPI 的作用时间而增强疗效。因此，如果每天 1 次 PPI 不能完全控制烧心、反酸等症状，可以增加为每天 2 次服药。

8. 医生建议我长期口服 PPI，PPI 有什么不良反应吗？

专家回复：PPI 因为其强大的抑酸作用，目前在临床上被越来越广泛的应用。一般来说，PPI 还是一种安全、不良反应小的药物。但随着应用越来越广泛，且胃食管反流病患者往往需要大剂量长期使用，近年来也有研究发现 PPI 存在多方面的不良反应。有报道显示，1% ~ 4%

301健康科普丛书——胃食管反流病

的患者应用 PPI 时出现过腹泻、恶心、呕吐、腹痛和头痛等不良反应。长期应用 PPI 可能的不良反应风险主要在以下几个方面：

（1）PPI 的强力抑酸作用使胃内环境的改变导致酸相关物质吸收减少，如维生素 B_{12}、维生素 C、铁、钙等的吸收。有研究表明，长期应用 PPI，可能会增加骨折发生的风险。因此，也有学者建议，如需接受长期 PPI 治疗，可以考虑适当补充钙。

（2）腹泻。胃内较低的 pH 值是人体非特异性保护机制的重要组成部分，胃酸在杀灭肠道酸敏感微生物中起到重要作用，因而大部分吞咽进入人体的微生物病原体并不能进入肠道。PPI 使胃内 pH 升高，细菌在胃内环境中未被杀灭，更易进入肠道导致腹泻。此外，PPI 治疗还可能导致正常肠道菌群紊乱，引起腹泻。

（3）影响胃排空及胆囊功能。PPI 能抑制酸依赖的消化活性，从而影响水解消化过程，进而延缓食物的胃排空。特别是对于存在基础胃排空缓慢的患者，如糖尿病、帕金森综合征及功能性消化不良患者，应用 PPI 可能会加重胃排空延迟。短期应用 PPI 可降低胆囊的收缩功能，长期应用可能造成胆囊收缩功能障碍和胆道并发症的风险。

（4）与细胞色素 P450 同工酶活性相关的副作用。很多 PPI 主要通过 CYP2C19 和 CYP3A4 同工酶在肝脏代谢，其对细胞色素 P450 同工酶的竞争性抑制作用可能影响多种药物的代谢，导致药物效能变化。如服用氯吡格雷的急性冠脉综合征患者，联合应用 PPI 可增加心血管事件的发生风险，患者再住院率或死亡率增加。

俗话说，"是药三分毒"，PPI 虽然总体安全，但长期应用也不可避免的存在一些不良反应风险，临床上应该严格把握治疗适应证，尤其是对于合并有心血管疾病、需长期口服阿司匹林或波力维之类抗血小板药物的患者，更应当认真权衡获益和风险，尽可能的选择与阿司匹林或氯吡格雷相互影响小的 PPI 制剂，如兰索拉唑、雷贝拉唑等。虽然质子泵抑制剂在安全性方面尚有许多问题有待进一步明确，但是经过 30 年的应用，其安全性还是得到肯定的，可以在医生的指导下放心使用。

9. 除 PPI 外，还有其他的抑酸药物可以选择吗？

专家回复：临床上使用的抑酸药物，除 PPI 外，还有 H_2 受体拮抗剂（H_2RA）。该类药物可高选择性地与组胺 H_2 受体结合，竞争性地拮抗组胺与 H_2 受体结合后引起的胃酸分泌，产生抑酸作用。主要有西咪替丁、雷尼替丁、法莫替丁、尼扎替丁和罗沙替丁。

西咪替丁为第一代 H_2 受体拮抗剂，该药长期服用可出现白细胞减少、肝功能异常、男性性功能障碍及头晕、嗜睡、心律失常等症状，并对肝细胞内细胞色素 P450 的生物活性有抑制作用。此外，还需注意该药与依赖该酶代谢的药物如茶碱、抗凝剂等同时服用时，可增加其他药物的相关副作用。

雷尼替丁为第二代，抑酸作用是西咪替丁的 5～8 倍，其副作用及对肝细胞内细胞色素 P450 的生物活性抑制作用较西咪替丁弱。

法莫替丁和尼扎替丁为第三代，抑酸作用较西咪替丁强 30～100 倍，较雷尼替丁强 6～10 倍，副作用较少，并且不影响肝脏功能及性功能，对肝细胞内细胞色素 P450 生物活性无抑制作用。尼扎替丁尚有促进胃排空的作用，更有利于提高疗效。

罗沙替丁为第四代，是长效品种，抑酸作用是西咪替丁的 3～6 倍，雷尼替丁的 2 倍，其对肝细胞内细胞色素 P450 的生物活性也无抑制作用。

H$_2$RA 价格较低，对于症状较轻的胃食管反流病患者，也可考虑采用 H$_2$RA 进行治疗。其对胃食管反流病的治愈率为 50% ~ 60%，烧心缓解率约为 50%。但 H$_2$RA 对白天餐后抑酸作用有限，且药效相对较短，易出现耐药，长期应用疗效不佳，故一般不适合作为长期维持治疗的药物。另外，对于存在夜间酸突破的患者，也可考虑在睡前加用 H$_2$RA 治疗。

10. H$_2$ 受体拮抗剂可以长期服用吗？

专家回复：多数 H$_2$ 受体拮抗剂如西咪替丁、雷尼替丁、法莫替丁的不良反应类型及发生率与质子泵抑制剂相似，常见的依次为头痛、腹泻和腹痛等胃肠道反应，在停药后均可自行消失。总体安全性高，可以在医生的指导下长期用于维持治疗。

11. 哪些胃食管反流病人适合服 H$_2$ 受体拮抗剂？

专家回复：H$_2$ 受体拮抗剂抑制胃酸的效果不如 PPI，治疗胃食管反流病的效果比 PPI 差，因此仅适用于一些轻型的病人，也就是非糜烂性胃食管反流病（NERD）病人，而且病人服药后症状能消失。此外，如果病人服了 PPI 后，晚上睡眠时仍然有烧心、反酸，甚至因为烧心、反酸影响了睡眠，需要白天服 PPI，晚上睡前可服 H$_2$ 受体拮抗剂。

12. 胃食管反流病如何选择促胃肠道动力药物？

专家回复：胃食管反流病的发病除了与胃十二指肠内容物反流有关，还与食管及胃动力障碍有关。因此，促胃肠道动力药物对其也有一定疗效。临床上常用的促胃肠道动力药物主要有：

（1）多潘立酮：系外周性多巴胺受体拮抗剂，可增加食管下段括约肌压力，促进胃肠道的蠕动和张力恢复正常，增加胃排空和协调胃窦、十二指肠的运动。由于它对血脑屏障的渗透力差，对脑内多巴胺受体几乎无拮抗作用，故无明显的镇静、嗜睡及锥体外系的副作用。

（2）莫沙必利：系选择性 5- 羟色胺 4（5-HT$_4$）受体激动药，能促进乙酰胆碱的释放，可增强食管蠕动和下食管括约肌张力，从而防止胃内容物反流入食管，增强食管的清除作用，并有促进胃排空，改善胃窦和十二指肠协调性的作用。但需注意，该药与可延长 QT 间期的药物（如普鲁卡因、奎尼丁、氟卡尼、索他洛尔、三环类抗抑郁药等）及引起低钾血症的药物合用时应谨慎，以避免增加心律失常的危险。

（3）伊托必利：具有多巴胺 D$_2$ 受体阻滞和乙酰胆碱酯酶抑制的双重作用，通过刺激内源性乙酰胆碱释放并抑制其水解而增强胃与十二指肠运动，促进胃排空，并具有中度镇吐作用。其对上消化道促动力作用选择性较高。

（4）红霉素：为胃动素受体激动剂，可增加食管下段括约肌压力，对食管运动无影响，但由于其副作用较大，未得到广泛临床应用。

（5）巴氯芬：GABA 的衍生物，通过抑制迷走神经信号的传入、迷走神经中枢孤束核和背核间的信号传递以及迷走神经信号的传出降低 TLESR 的发生率。对于应用 PPI 仍有烧心症状的患者，加用巴氯芬可缓解症状。但因该药可通过血脑屏障，产生中枢神经系统副作用，如眩晕、恶心等，因此限制了其临床应用。

从这些促动力药的作用机制来看，似乎是可以解决胃食管反流病的动力障碍问题，但在临床实践中，它们单独治疗胃食管反流病的疗效并不理想，需和 PPI 联合应用，可以增强 PPI 的疗效。

13. 治疗胃食管反流病为什么要服用胃黏膜保护剂?

专家回复:用于治疗胃食管反流病的黏膜保护剂主要有磷酸铝凝胶、硫糖铝、铝碳酸镁、蒙脱石散等,此类药物可在通过食管时,在黏膜损伤部位形成保护膜,从而减轻症状,促进食管炎症愈合。硫糖铝还能与糜烂、溃疡面上带正电荷的蛋白结合,形成一层带电荷的屏障,这层屏障还能吸附胆盐、胃蛋白酶及胃酸,阻止黏膜被消化,从而减轻反流症状。

但黏膜保护剂在食管往往停留短暂,故疗效也有限。此外,当应用抑酸药及促动力药后症状仍不缓解,应考虑是否存在十二指肠胃反流,可给予铝碳酸镁治疗。铝碳酸镁具有独特的网状结构,既可结合胆汁酸,又可中和胃酸,且不影响胃酸分泌,可减少胆盐及胃酸对食管黏膜损害,故对伴有十二指肠 – 胃 – 食管反流者有一定的疗效。

14. 胆汁反流性胃炎如何治疗?

专家回复:在胃食管反流病的发病中,除胃酸反流外,尚存在十二指肠内容物的反流,若十二指肠内容物反流至食管,则形成十二指肠胃食管反流(DGFR)。胆汁可引起食管黏膜损害,造成食管炎症、糜烂等病变。与胃酸引起的胃食管反流病相比,患者更为常见的不适是口干苦、胃纳差,腹痛或烧灼感更明显,饭后可加剧,抑酸药治疗无效。常在夜间或清晨空腹时发生胆汁反流入口腔而感觉口苦、咽干。因为症状更重,对患者生活的影响更大。所以积极治疗胆汁反流有重要的临床意义。

胆汁反流性胃炎 { 口干 口苦 腹部烧灼感 抑酸药疗效差

较为有效的药物有以下 2 种：

（1）促胃肠动力药：通过促进胃肠排空，减轻十二指肠胃反流。

（2）对抗胆汁损害的药物——铝碳酸镁：为一种抗酸药，又是一种新型的结合胆酸药物，具有独特的层状网络结构，可以维持胃内的生理环境，保证胃内最适宜的 pH 值，同时又可在酸性环境下结合胃内胆汁酸，当结合的胆汁酸进入肠内碱性环境时，又将胆汁酸释放，不影响胆酸的肠肝循环，是目前治疗胆汁反流较好的药物。需注意的是，铝碳酸镁并不是对所有的胆汁反流性胃炎患者都有效。这是因为胆汁反流的发病机制和病理意义尚未完全明确，并不能从根本上解决胆汁反流的问题。

15. 为什么部分胃食管反流病患者需要长期治疗？

专家回复：胃食管反流病如果在取得疗效后过早停药，很容易在短期内复发。多数学者认为，食管下端括约肌张力下降是发病及复发的重要机制，过早停药后，由于此括约肌张力尚未能得到根本改善，故约80% 的病例在 1 年内复发。胃食管反流病长期反复发作可引起食管炎迁延不愈，导致食管狭窄、食管腺癌等并发症。长期维持治疗有助于控制食管炎，大大降低相关并发症的发生率。

因此，大多数病例需长期维持治疗。各种治疗胃食管反流病的药物中，PPI 起效快、疗效好、安全性高，是维持治疗的最佳选择。维持治疗的开始时间应在正规药物治疗 8 周以后，因此时不仅反流症状已完全控制或消失，而且通过胃镜复查，食管黏膜炎症改变大多也已修复。维持治疗中抑酸剂剂量降为治疗量的半量，通常也可达到满意效果。目前关于维持治疗时间尚不统一，只能视患者的具体情况及病情而定。有些患者甚至需终身服药。

 16.治疗胃食管反流病需要多长时间?

专家回复：不同药物对胃食管反流病的疗效有差异，因此所需时间有所不同。PPI 治疗胃食管反流病的疗程，一般是 4 ～ 8 周。PPI 的剂量，如奥美拉唑 20 毫克，兰索拉唑 30 毫克，泮托拉唑 40 毫克，雷贝拉唑 20 毫克，埃索美拉唑 40 毫克。4 周治愈率为 70% 左右，8 周治愈率为 85% 左右，上述 PPI 对胃食管反流病的疗效没有明显区别。但明显优于其他药物。

 17.维持治疗有几种方案?

专家回复：我们上面说过，胃食管反流病即使服药治愈后，极易反复发作，因此需长期治疗，长期治疗的服药方案有以下几种：

（1）持续服药治疗，8 周治疗疗程完成后，继续每日服用治疗剂量的半量的 PPI 或 H_2 受体拮抗剂，减轻胃反流物对食管黏膜的刺激，减轻或愈合食管黏膜炎症。中、重度反流性食管炎和 Barrett 食管需要长期持续服药维持。

（2）按需治疗，指疗程结束后即停药，若患者再出现反酸、烧心等反流症状，则自行服用 PPI 或 H_2 受体阻滞剂，待症状消失后即可自行停药。按需治疗可迅速控制反流症状，降低胃食管反流病并发症的发生率，且减少了持续服药给生活带来的不便，受到病人的广泛欢迎。

（3）间歇治疗，胃食管反流病疗程结束，症状缓解或食管炎症愈合后，停药观察，如又有反酸、烧心等反流症状复发，即可再给予 2 ~ 4 周的治疗，治疗药物选择标准剂量的 PPI 或 H_2 受体阻滞剂。

没有食管炎的胃食管反流病（非糜烂性胃食管反流病 NERD）和轻度反流性食管炎的病人，可以根据病人自己的选择，按需治疗或者间歇治疗。

18. 中药治疗胃食管反流病的疗效如何？

专家回复：胃食管反流病以反酸、烧心、反胃、胸骨后灼痛为主要表现，根据其临床表现，本病分属于中医学之"吐酸"、"嘈杂"、"胃脘痛"等范畴。其病位在食管，涉及肝、胆、脾、胃等脏腑。主要病因病机可概括为肝胆失于疏泄，脾胃升降失调，胃失和降。

中医专家对胃食管反流病患者的辨证分型结果进行分析，按临床指征进行辨证并加以筛选后，可分为胆热犯胃型、肝胃郁热型、中虚气逆型、气郁痰阻型。临床上一般以疏肝理气、和胃降逆为治疗胃食管反流病的基本原则，应用协定方结合辨证论治。以疏肝理气、清热降逆、健脾和胃，务必使肝气疏润，胃气和降，症状消除。采用中医辨证施治及协定方治疗本病，可达到较好的临床疗效。中药不仅能改善患者的胸痛、烧心等症状，对由于胆汁反流造成的口苦也有很好的疗效。

19. 除了药物外，胃食管反流病还有哪些治疗措施？

专家回复：长期服药无效或需终身服药的患者可考虑外科手术。胃底折叠术是目前临床上使用最广泛的。手术的目的是建立腹段食管，在

301健康科普丛书——胃食管反流病

胃食管连接处以胃底肌肉包围食管下段建立一个"活瓣"以提高食管下端括约肌压力，增加胃食管反流阻力，从而减轻反流。

腹腔镜下抗反流手术的问世为临床医师提供了一种新的手术治疗方法，腹腔镜下胃底折叠术是目前抗反流手术的首选方法之一。

20. 哪些患者适合做腹腔镜下胃底折叠术？

专家回复：只有对合适的患者，腹腔镜下胃底折叠术才会有最好的疗效。那哪些是合适的患者呢？有典型烧心和（或）反流症状，且对药物治疗反应好，说明患者的症状与反流密切相关，这类患者做腹腔镜下胃底折叠术的疗效是最好的。如果患者服用质子泵抑制剂没有效果，那很可能不是真正的胃食管反流病，最好不做腹腔镜下胃底折叠术。

21. 没有食管炎的胃食管反流病患者适合做腹腔镜下胃底折叠术吗？

专家回复：前面提到过，没有食管炎的胃食管反流病，称为非糜烂性食管炎（NERD）。NERD 患者适合做腹腔镜下胃底折叠术吗？一部分 NERD 患者的烧心、反酸是胃内容物反流引起的，还有一部分 NERD 患者的烧心、反酸症状是食管动力低下造成的。胃内容物反流引起不适的 NERD 患者做腹腔镜下胃底折叠术后，烧心、反酸症状可明显减轻，适合做腹腔镜下胃底折叠术。但如果烧心、反酸是食管动力低下造成的，腹腔镜下胃底折叠术的效果是提高食管下端括约肌压力，而对食管动力没有影响，因此这部分 NERD 患者做手术没有效果。

22. 腹腔镜下胃底折叠术后需要注意什么？

专家回复：做完手术后患者要半卧位，等到肛门排气、排便后，拔除术前插入的胃管。拔除胃管后，先吃流质食物，如米汤、藕粉等，等患者适应后，逐渐恢复正常饮食。

23. 胃食管反流病抗反流手术方式有哪些?

专家回复：抗反流手术最有效的方法是恢复食管远端的腹内段及在食管胃间构成一瓣膜组织，使反流减少至正常水平及可以嗳气，以避免胃扩张，可经腹腔或胸腔手术。胃食管反流病的手术方式主要有 Nissen 的 360° 胃底折叠术、Toupet 的 270° 胃底折叠术，BeiseyMark IV 手术等。由于传统的开腹或开胸手术创伤大、风险高、术后恢复慢，因此，除非由于短食管或其他并发症等原因导致操作困难，否则均应当首选腹腔镜下操作。每个病人具体是否需要手术治疗，需选择哪一种手术方式，需咨询普通外科医生，由外科医生作出最适合病人的选择。

同时也需要意识到，单纯的手术不能解决胃食管反流病所有的问题，手术也不能代替药物治疗，手术后许多患者仍需继续使用药物。对接受抗反流手术的患者进行长期随访（直至术后 13 年）后研究显示，因症状复发而需持续抗反流药物治疗者的比例很高。术后不久即可发生这一现象，且其发生率逐年增高。术后 10 年以上的发生率可达 62%。术后尚有 0.8% 的死亡率和各种并发症，如吞咽困难、迷走神经切断术后症状、胀气综合征以及其他并发症。

因此，在选择抗反流手术治疗前，应当严格把握指征，让患者充分了解手术的目的和转归，并且明确告知患者，他们不能期望手术后不再需要内科药物治疗或胃食管反流病的全部症状消失。医生和患者都应明白，外科治疗不应该被考虑作为胃食管反流病最终的治疗手段，而仅仅是一种合理的治疗选择措施。

24. 什么情况下需要胃食管反流病抗反流手术治疗?

专家回复:如果医生告诉你有胃食管反流病的同时有以下情况,就需要考虑手术治疗:① 胃食管反流病经严格内科治疗无效者;② 并发 Barrett 食管及重症胃食管反流病,或合并食管裂孔疝,甚至有出血、吞咽困难等并发症者;③ 经常反复发生反流性吸入性肺炎;④ 不愿意接受终身药物治疗而自愿选择手术的患者;⑤ 需要长期大剂量抑酸药物维持治疗的年轻胃食管反流病患者是手术治疗的相对适应证;⑥ 有严重的食管动力障碍、抗酸剂维持治疗难以达到治疗目的或对大剂量长期应用有顾虑者。

25. 胃食管反流病是否需要手术治疗?

专家回复:手术治疗是胃食管反流病的治疗方法之一,各种指南对于患者是否要行抗反流手术意见不一。

美国胃肠病学院指南建议,将由有经验的外科医师施行抗反流手术作为对胃食管反流病的替代选择,是患者自己的选择,前提是手术前取得患者的知情同意。美国胃肠内镜外科医师协会的指南建议,内科治疗失败是选择手术的主要理由,但治疗失败可能是由于不正确的诊断。其他需要考虑手术治疗的情况包括需要持续内科治疗、增加药物剂量、患者的年龄和治疗依从性等。

26. 胃食管反流病复发后应如何处理?

专家回复:胃食管反流病是一种慢性胃肠动力障碍性疾病,复发率较高,1 年复发率可高达 80%,病情容易出现反复,治疗是一个长期、艰苦的过程。那么，疾病复发时我们应如何处理呢？

在症状复发时，患者应及时去医院就诊，通过服用抑酸剂、促胃肠动力药物、黏膜保护剂或中药等控制病情。此外，还应找一下引起复发的原因。常见的复发原因往往是饮食方面的因素，如进食甜食，或者饮酒、喝咖啡或浓茶，或者食用生冷水果等，都会引起胃食管反流病复发。因此，除了药物治疗外，胃食管反流病患者应尽量避免上述那些可以引起病情复发的饮食因素。

此外，还应避免使腹压增高的因素，如便秘、腰带过紧等。还有一些老年患者由于合并有心血管的疾病，可能会服用一些钙离子拮抗剂、茶碱类药物等，也会导致胃食管反流病再次发作，建议患者在医生的指导下应用此类药物。

27. 患者正确的态度可以增强胃食管反流病的治疗效果，什么是正确的态度呢？

专家回复：胃食管反流病是由于食管下端括约肌功能紊乱而引起的胃十二指肠内容物反流，造成食管黏膜破损，产生烧心、胸痛等症状。这些症状的发生主要与胃酸及胆汁反流有关。本病经治疗后虽能缓解，但易复发。面对这种疾病，我们应持何种态度呢？

首先，要重视本病。有些患者可能以前从未听说过此病，或者听说过但总感觉离自己很遥远，直到发现以后才知道有这个病，但却不予以重视，平时照样吃刺激性的食品，照样有一些不好的生活习惯，导致病情难以控制或反复发作，所以患者应该充分重视本病。

其次，一定要树立战胜疾病的信心，这就要求患者对本病要有一个正确的认识，即本病并非绝症，是可以治好的。

最后，要坚持治疗，虽然胃食管反流病治疗的过程比较长，而且又极容易复发，但是如果患者能够做到持之以恒，改善症状和减少复发次数仍是可以做到的。

28.情绪调节对治疗胃食管反流病的重要性是什么?

专家回复：大家可能都有这样的体会，在愉快、高兴、心情舒畅的时候，往往感到食欲旺盛，胃口好，吃得香；而当工作压力大、不顺心、精神紧张、与人争吵，或出现关系重大的突发事件时，往往是茶不思、饭不香，没有食欲，而胃食管反流病患者在这种情况下，就会诱发或加重他们的病情。故精神因素与胃肠道疾病及胃食管反流病有着十分密切的关系，情绪调节对于胃食管反流病的预防、治疗都有着极其重要的作用。

29.怎么调节情绪可增强胃食管反流病患者的治疗效果?

专家回复：七情是人体正常的情绪活动，若要保持健康无病，人的情志活动必须在一定的范围内波动，既不可过度宣泄，也不可过度压抑，应遵循节宣有度的原则。人在心情愉快时，可使神经系统正常地活动，正确、有序地指挥支配着胃肠道的分泌和运动，十分有利于食物的正常消化和吸收，对胃肠系统起着保护和促进作用，有助于胃食管反流病的康复。

在治疗期间，医患良好的配合对治疗是十分有利的。有些患者自己翻看医学专业书刊及病历、化验单等，对其中的道理似懂非懂，将自己的某些症状、体征与书上的知识生搬硬套，对号入座，这样很容易加重自己的心理负担，引起精神紧张。信任医生，遵医嘱治疗，放松心情，可减轻紧张情绪，有利于胃食管反流病康复。

注意力不要总是集中在自己的病痛上。如果经常回忆自己疾病的前前后后，反复体会自己痛苦的感觉，会使自己的情绪更加低落。

因此，胃食管反流病患者只要能正确认识疾病，改变生活方式，并积极配合医生进行治疗，完全可以达到改善症状、提高生活质量的目的。

30. 患了 Barrett 食管怎么办？

专家回复：Barrett 食管是指食管的复层鳞状上皮组织转化为柱状上皮，被其替代的一种病理变化，是胃食管反流病的一种。食管腺癌大多发生在 Barret 食管的柱状上皮转化为肠型上皮的基础上，其发生率为 2% ～ 9%，比普通人群高出 30 ～ 100 倍，应充分重视。

Barrett 食管没有特异的临床症状，有时可有胃食管反流病的症状。诊断 Barrett 食管需胃镜检查。胃镜下的典型表现是食管下段出现天鹅绒样红色柱状上皮，再加上活检病理显示食管下段黏膜鳞状上皮转变成了柱状上皮，并可观察到有无不典型增生、有无癌变。

经过以上检查，证实了有 Barrett 食管后，应该怎么办？如果只是食管的鳞状上皮转化为柱状上皮，而没有不典型增生或癌变，可密切随访观察，每年做一次胃镜；如果发现有不典型增生，需 3 ～ 6 个月复查胃镜。

有反酸、烧心等反流症状的病人，需服药治疗，可用质子泵抑制剂（PPI）如奥美拉唑、埃索美拉唑等，联合促动力药如莫沙必利、伊托必利。如果病理发现有重度异型增生或癌变，可考虑胃镜下治疗或手术切除。胃镜下治疗常用的有：①热力学治疗如氩离子凝固消融法；②黏膜切除术；③光动力学治疗。

31.Barrett 食管患者需要了解哪些知识?

专家回复：Barrett 食管患者需要了解的是，目前没有可以逆转 Barrett 食管的药物，胃镜下治疗不能完全消除病灶，也不能预防复发，并且有可能引起穿孔、出血等并发症。具体您适合哪种措施，需咨询医生，由医生帮您作出合适的选择。

32. 胃食管反流病引起食管狭窄时应如何治疗?

专家回复：少部分病人胃食管反流病长期反复发作，引起食管黏膜充血、水肿、糜烂、溃疡，纤维组织增生，瘢痕形成，导致食管狭窄。狭窄通常位于食管下段，长度 2 ~ 4cm 或更长。如果出现食管狭窄，胃内容物难以再反流入食管，因此反酸的症状反而减轻。

如果出现了食管狭窄，根据狭窄程度的不同，治疗也不同：

（1）狭窄程度轻，可以进食，但有吞咽梗噎感时，可以在改变生活方式的基础上，服用 PPI 和促胃肠动力药。必要时再加用食管解痉剂，如硝酸异山梨酯（5 毫克，每日 3 次）或硝苯地平（10 毫克，每日 3 次）等。

（2）如果药物治疗无效，可在胃镜下治疗：① 食管扩张术，可用探条或球囊扩张。② 胃镜下放置支架。③ 如果病人不能进食，且体质弱，不能耐受食管扩张或放置支架，可在胃镜下放置鼻胃管，经鼻胃管给予糊状食物或营养液。

（3）手术切除狭窄的食管，把食管和胃吻合起来。

33. 胃食管反流病引起呼吸系统症状时如何治疗?

专家回复:一部分胃食管反流病患者,胃内容物反流入食管后,可继续向上反流进入喉部、咽部、口腔甚至呼吸道。如果反流入喉部、咽部、口腔可引起口腔溃疡、喉部溃疡、慢性咽炎、牙病,如果进入呼吸道则可引起咳嗽、哮喘,反复肺炎,肺间质纤维化。尤其是老年时才开始有哮喘发作的病人,更应该想到胃食管反流病,因反流物误吸入呼吸道所致。

如果临床上遇到咳嗽、咽炎、哮喘病等呼吸道疾病,针对呼吸道疾病治疗的疗效差,而且症状主要在夜间发作,需及时想到有胃食管反流病的可能。可以做 24 小时食管 pH 检测或胃镜检查,如果证实有胃食管反流病,可以给予 PPI 联合促胃肠动力药,呼吸道症状很快就可以得到控制。如果病人不愿意做 24 小时食管 pH 检测或胃镜检查,也可以直接服用 PPI 和促胃肠动力药,如果呼吸道症状缓解,也可以证实是胃食管反流病引起呼吸道疾病。

34. 孕妇患了胃食管反流病怎么治疗?

专家回复:妊娠时,孕激素水平明显升高,而孕激素会降低下食管括约肌压力,导致高达 30% ~ 50% 的孕妇有烧心、反酸症状。是药三分毒,孕妇患了胃食管反流病该怎么办呢?是服药呢,还是不服药?这时应该首先选择改变生活方式,减少一切可以降低下食管括约肌压力的诱因。如饭后不平卧,腰带不宜过紧,睡前 2 小时内不进食,不喝咖啡、茶、酒等降低下食管括约肌压力的食物等。如果改变生活方式后,仍然有烧心、反酸,可以服用硫糖铝。硫糖铝可以保护胃、食管黏膜,减少反流物对食管黏膜的刺激，而且最重要的是，硫糖铝只是附着于食管黏膜表面，形成一层保护膜而发挥作用。不会吸收入血，因此不会随血液进入胎盘影响胎儿，是相对比较安全的。

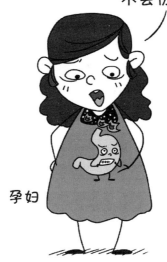

孕妇

如果上述方法都没效，孕妇仍感到烧心、反酸，而且严重影响生活，则需要服用PPI，一般来说，PPI对孕妇的安全性还是比较高的。

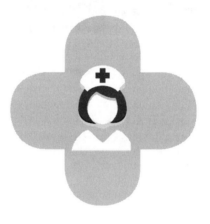

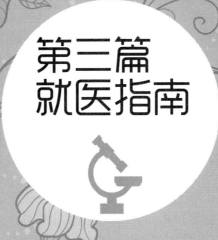

第三篇
就医指南

　　胃食管反流病的症状没有特异性、复杂多样，除了反酸、烧心外，有相当一部分患者表现为胸痛、咳嗽、哮喘或中耳炎，到了医院不知该去消化科、呼吸科、心内科还是耳鼻喉科就诊，常常挂错号浪费了时间耽搁了诊治，即使到了消化科，对于医生建议的胃镜，24 小时 pH 监测等检查心中也充满疑虑。本篇主要针对此类门诊患者就医过程中的很多典型及常见的问题予以解答和指导。

1. 胃食管反流病是如何诊断的?

专家回复:胃食管反流病的临床表现多样,症状轻重不一。典型表现为反酸、烧心、反胃,也可表现为食管刺激症状如胃灼痛、胸骨后疼痛、吞咽疼痛或吞咽时哽噎感,还可以表现为食管外症状如口腔溃疡、口苦、咽喉部不适、咳嗽、哮喘等。

当患者出现反酸、烧心、反胃等典型反流症状时,可接受胃食管反流病问卷(胃食管反流病 Q)调查进行评分,也可考虑给予 PPI 试验性治疗。如果 PPI 试验性治疗有效,则可作出临床诊断。如果既有食管外症状,又有反流症状,可考虑是反流相关或可能相关的食管外症状,例如反流相关的咳嗽、反流相关的哮喘等。如果仅有食管外症状,而无典型的烧心和反流症状,应该进一步了解食管外症状发生的时间、与进餐和体位的关系以及其他诱因。需注意有无重叠症状(如同时伴有肠易激综合征或功能性消化不良)、焦虑抑郁状态以及睡眠障碍等。如果经验性治疗无效,或患者出现吞咽困难、食欲减退、体重下降、贫血等报警症状时,或年龄 > 50 岁首发症状者,则需考虑行胃镜、上消化道钡餐、24 小时 pH 测定或 24 小时胆红素监测等检查以进一步明确诊断。

 2. 什么是胃食管反流病诊断性问卷调查? 为什么门诊医生让我填写诊断性问卷调查?

专家回复:很多患者因为反酸、烧心或上腹不适前往医院就诊,怀疑为胃食管反流病时,医生往往建议患者先完成一份诊断性问卷调查,而不是直接进行胃镜或钡餐等检查。那么什么是胃食管反流病问卷调查呢? 填写这样一份问卷调查就能作出胃食管反流病的诊断了吗?

301 健康科普丛书——胃食管反流病

我们先来了解一下什么是胃食管反流病问卷调查？胃食管反流病问卷是一个包括6项症状、用于患者自我完成的胃食管反流病诊断性问卷，其中的6项症状包括烧心、反流、上腹部疼痛、恶心、睡眠障碍和非处方用药。该问卷设计简单，关注患者功能，方便评估疗效，能够减少诊断时间，从而避免延误治疗。有研究显示，胃食管反流病诊断性问卷除了可以估计胃食管反流病的可能性外，在某种程度上还可以预测患者是否有食管炎，评估胃食管反流病对生活造成的影响并监测治疗效果，为临床医生在诊断和治疗胃食管反流病方面提供了一种简便而有效的工具。

因而，在胃镜检查或钡餐检查费用高，而且也有一定风险和痛苦的情况下，选择胃食管反流病问卷调查进行初步诊断，不仅可以比较客观地评估患者的症状，还可用来协助诊断胃食管反流病，而且简便、花费少、对患者不会造成痛苦，对于社区医疗机构或基层医院的医生来说，在检查设备条件有限的情况下，具有更强的适用性。

3. 胃食管反流病问卷调查有助于诊断胃食管反流病吗?

专家回复：通过让患者自己填写胃食管反流病问卷调查，医生会对其进行评分，通过评分的高低来判断有无胃食管反流病。

既往研究表明，当胃食管反流病问卷评分≥8分时，其对胃食管反流病的诊断特异性和敏感性最高。国内一项全国性的调查研究，从全国122家胃镜中心纳入8065例出现上消化道症状并接受胃镜检查的受试者。研究发现，有将近20%的受试者存在反流性食管炎，其中超过40%患者的胃食管反流病问卷评分≥8分。在胃食管反流病问卷评分≥8分的受试者中，30%左右的患者最后被确诊反流性食管炎。当胃食

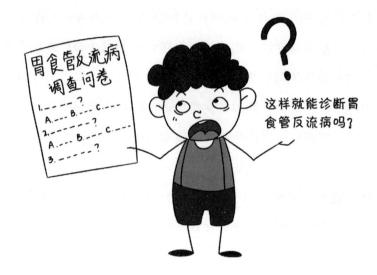

管反流病问卷评分诊断切点升至 8 分时，相应受试人群中确诊反流性食管炎的患者比例增加。

因此，当胃食管反流病问卷评分 ≥ 8 分时，我们可以考虑胃食管反流病的诊断，也可以考虑进行诊断性治疗。

4. 填写调查表后，就不需要考虑接受胃镜检查了吗?

专家回复：胃食管反流病问卷调查虽然有它的优势，比如简便、花费少、无痛苦及创伤，但也有它的局限性，并不能完全替代胃镜检查。

当胃食管反流病问卷评分较低时，并不能排除反流性食管炎。在胃食管反流病问卷评分 ≤ 2 分的受试者中，仍有 20% 左右的患者通过其他检查手段被诊断为反流性食管炎。同样，胃食管反流病问卷评分较高也不一定是反流性食管炎。有研究显示，在确诊为上消化道恶性肿瘤的受试者中，大约 5.7% 患者的胃食管反流病问卷评分 ≥ 8 分。该研究说明，尽管胃食管反流病问卷评分较高者确诊反流性食管炎的几率增加，但胃食管反流病问卷评分较低也不能排除反流性食管炎，胃食管反流病问卷评分较高也有可能是恶性肿瘤，因此需要仔细的鉴别诊断。

所以，我们说，胃食管反流病问卷调查不能完全替代胃镜检查的作用。是否需要进一步接受胃镜检查，应当听取消化科医生的建议。尤其需要注意的是，对于上消化道恶性肿瘤高发人群来说，即便没有报警症状（比如食欲减退、体重下降、贫血等），也仍建议行胃镜检查。

 ## 5. 什么是 PPI 试验?

专家回复：PPI 试验又称为质子泵抑制剂（proton pump inhibitors，PPI）诊断性治疗，适用于疑诊胃食管反流病患者或疑有反流相关食管外症状的患者。对于有典型胃食管反流病症状但无报警症状〔体重下降、贫血、出血迹象、胃癌和（或）食管癌的家族史、使用非类固醇类抗炎药、进行性吞咽困难、吞咽痛、胃癌高发地区 40 岁以上人群〕的患者，可予服用标准剂量 PPI，每天 2 次，连用 7 ~ 14 天。用药后如症状消失或改善明显，则支持酸相关胃食管反流病的诊断；如症状改善不明显，则可能有酸以外的因素参与或不支持胃食管反流病的诊断。

目前 PPI 试验没有统一标准，如何选择 PPI 种类、剂量、服药频次、试验疗程，以及如何选择患者，如何评估症状改善等，都会影响 PPI 试验结果的判断，这也是目前对 PPI 试验存在争议的原因之一。

总的来说，PPI 试验不仅有助于诊断胃食管反流病，而且在诊断的同时还启动了治疗。具有方便、可行、无创的优点，据文献报道，敏感性可达 70% ~ 80%，缺点是特异性较低。PPI 试验阳性虽然可证实诊断的正确性，但对于反复发作、症状不典型、症状严重或有报警症状的患者，仍应建议其接受胃镜检查。

6. 诊断胃食管反流病可以选择哪些检查手段?

专家回复:诊断胃食管反流病的方法较多,除前面提到的胃食管反流病问卷调查、PPI 诊断性治疗之外,还可以考虑选择的检查手段通常包括上消化道钡餐、胃镜检查及活组织病理检查、食管 pH 监测、食管阻抗检测、食管胆汁反流监测、食管测压、胃食管反流的核素检查、食管滴酸试验、标准酸反流试验等。不同的检查手段都有其各自的优缺点,胃镜 + 组织活检是评判反流形成食管损伤类型及程度的金标准。而食管阻抗检测、食管滴酸试验、标准酸反流试验等,由于各自的局限性,目前在临床并未得到广泛开展。

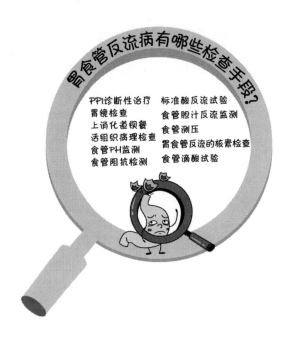

7. 上消化道钡餐和胃镜检查是如何诊断胃食管反流病的?

专家回复:上消化道钡餐检查是指用硫酸钡做为造影剂,在 X 线照射下显示上消化道有无病变的一种检查方法。对于胃食管反流病患者,在钡餐检查下,可显示食管下段黏膜皱襞增粗、不光滑,可见浅龛影或伴有狭窄等,食管蠕动可减弱。有时可显示食管裂孔疝,表现为贲门增宽,胃黏膜疝入食管内,尤其在头低位时,钡剂可向食管反流。卧位时，如吞咽少量钡剂，可显示多数患者的食管体部或食管下括约肌排钡延缓。钡餐的优点是简便、患者耐受好、适用范围广，缺点是无法进行活检。

通过胃镜及活组织病理检查，可以确定是否有反流性食管炎的病理改变、反流性食管炎的病理严重程度以及有无胆汁反流。如果胃镜检查发现食管下段糜烂、溃疡，则可诊断该病。由于反流性食管炎多与胃内酸或胆汁反流相关。因此，病变多局限于食管下段，即远端近贲门处病变较重。单纯局限于食管中段的糜烂或溃疡，多与胃食管反流无关。反流性食管炎胃镜下最典型的表现为黏膜条状糜烂，由齿状线呈纵长形向近端延伸，黏膜糜烂可相互融合或形成溃疡。反流性食管炎的胃镜分级有多种，目前国际上通常采用的是洛杉矶分级标准。胃镜的优点是可以对病变进行直视观察，必要时可取活检以明确诊断或排除 Barrett 食管（BE）、恶性病变可能。对于非糜烂性胃食管反流病（NERD）患者来说，内镜下并无反流性食管炎或 Barrett 食管改变。这类患者，还应当结合其临床表现或其他检查手段来确诊。

8. 什么是食管 pH 监测?

专家回复：食管 pH 监测，顾名思义，就是监测食管 pH 值的检查，它能记录昼夜食管内 pH 的变化。通常要根据食管测压，对食管下括约肌（LES）进行定位，将 pH 电极放置于近侧食管下括约肌（LES）之上 5cm 处。有时根据 pH 变化，推测电极的位置或结合 X 线造影进行定位。常用的观察指标有 pH<4 的百分比、pH<4 的次数、pH<4 并持续 5 分钟以上的次数、pH<4 的最长持续时间等。这些参数能帮助确定在生理活动状态下有无过多的反流，并有助于阐明胸痛和反流的关系。需要提

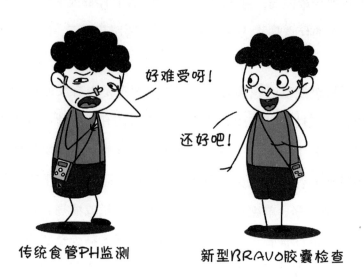

传统食管PH监测   新型BRAVO胶囊检查

醒的是，检查前 3 天需停用抑酸药、促胃肠道动力药。对服用 PPI 者，至少需停药 1 周。检查过程中，应避免 pH 电极发生移位，从而导致假阳性或假阴性结果的出现。

近年来，Bravo 胶囊检测技术在国内外应用越来越广泛。该检测系统经口将胶囊固定于食管黏膜上，患者随身携带的接收器则通过无线遥控记录食管 pH 值。这样不会给患者带来任何不适，其饮食起居更接近生理状态，其所记录的数据亦更可靠。结果提示，Bravo 胶囊食管 pH 检测安全性好，患者易于接受，无明显不良反应，记录时间长于传统食管 pH 检测（多数患者检测时间达到或超过 48 小时），可作为诊断胃食管反流病的理想检测手段。

 9. 什么是食管阻抗检测和食管胆汁反流监测?

专家回复：食管阻抗检测是通过电极记录管腔内对电流阻力的改变，可以区分食管内液体和气体的顺行或逆行运输，但食管阻抗测验并不能检测出酸含量及管腔内容物的体积。食管阻抗测验可以检测到92%~99%食管测压检测的反流和97%~98%食管pH监测所发现的酸反流。由于食管阻抗测验既可检测酸性反流，又可检测非酸性反流，还可明确反流物的性质（气体、液体或气体液体混合物）。所以，联合食管pH监测手段，可以增加诊断胃食管反流病的敏感性。也有研究显示，联合应用食管pH监测、食管测压及食管阻抗测验，可以提高胃食管反流病诊断的准确性。但联合检查费用昂贵，增加了患者的花费，临床上实施起来也比较困难。

食管胆汁反流监测：其方法是将光纤导管的探头放置在食管下括约肌（LES）上缘之上5cm处，以分光光度法监测食管反流物内的胆红素含量，并将结果输回光电子系统。胆汁是十二指肠内容物的重要成分，其中含有的胆红素是胆汁中主要的色素成分，在453nm处有特殊的吸收高峰，可间接表明食管暴露于十二指肠内容物的情况。需要注意的是，在食管胆汁反流监测检查期间，应当禁止食用吸收光谱与胆红素相似的食物，如西红柿、胡萝卜等，否则会影响检查结果。

10. 什么是核素检查、食管滴酸试验和标准酸反流试验?

专家回复：胃食管反流的核素检查：用核素标记液体，显示在平卧位和腹部加压时有无过多的核素胃食管反流。该项检查在成人胃食管反流病中的敏感性并不高。

食管滴酸试验：患者取坐位，经鼻腔放置胃管。当管端达30~35cm时，先滴入生理盐水，每分钟约10ml，共15分钟左右。如患者无特殊不适，换用0.1mol盐酸，以同样滴速滴注30分钟左右，在滴酸过程中，如果患者出现胸骨后痛或烧灼感者，则为阳性反应，且多于滴酸的最初 15 分钟内出现。如重复 2 次均出现阳性反应，并可由滴入生理盐水缓解者，可判断为有酸反流，试验的敏感性和特异性约 80%。目前临床已较少应用。

标准酸反流试验：标准酸反流试验是将 pH 电极放置于食管，监测卧位时食管有无病理性酸反流。如在自然状态下无反流，可让患者做直腿抬高试验、强力闭口呼气动作或咳嗽动作，或增加腹压。如在 2 次上述动作期间或稍后 pH<4，则为阳性。如为阴性，则可在胃内灌注 0.1mol 盐酸 300ml，重复上述动作。该检查的敏感性在 54% ～ 100%，特异性为 70% ～ 95%。但该方法目前在临床上已较少应用。

11. 什么是食管测压检查？什么情况下我需要接受该项检查呢？

专家回复：食管测压包括静态食管测压及 24 小时连续食管压力测定。食管测压能显示有无食管下括约肌压力（LESP）低下及一过性食管下括约肌（LES）松弛，尤其是松弛后蠕动压低以及食管蠕动收缩波幅低下或消失，这些正是胃食管反流的运动病理基础。约 50% 的患者测定结果正常，甚至有少数患者食管下括约肌压力（LESP）还可高于正常。如连续进行食管压力测定，可有更多机会发现食管动力异常。

作为一个诊断标准或参考条件，食管下端括约肌静息压的压力值的变动和差异很大，正常人和患者的数值互相重叠，导致其敏感性和特异性受到很大影响。所以，一般有反流症状的患者，通常并不需要常规接受食管测压检查。尤其是接受药物治疗后，症状能够减轻或缓解的患者。但如果经过足够剂量、足够疗程的标准药物治疗后，仍有反酸、烧心等症状的话，或患者准备接受手术治疗前，这个时候，就有必要行食管测压检查以进一步了解患者病情。也就是说，该检查主要对胃食管反流病患者选用适当的手术方式及术后疗效评价有重要的指导意义。

12. 什么是反流性食管炎的洛杉矶分级?

专家回复：在拿到胃镜报告单后，不少细心的患者会发现，有些医生会在反流性食管炎诊断的后面标记上如"LA-A ~ D"等字样。其实这就是目前通常采用反流性食管炎的内镜下分级标准，"LA"代表的是洛杉矶分级标准，"A ~ D"表示的是洛杉矶标准的不同内镜下分级。那么，什么是反流性食管炎的洛杉矶分级标准呢?

反流性食管炎的洛杉矶分级是在1994年世界消化会议上提出来的，由于其可重复性强而成为具有普遍临床意义的分类。根据内镜下表现，反流性食管炎通常可分为4级：A级：食管黏膜有一处或几处黏膜损伤，长度<5mm；B级：至少有1处黏膜损伤长度>5mm，且不融合；C级：至少有1处2条黏膜损伤相互融合，但不到食管环周的75%；D级：融合成全周的黏膜损伤。

由此可以看出，在洛杉矶分级标准下，A级最轻，D级最重，由A到D级，反流性食管炎的黏膜损伤逐渐加重。

13. 我经常感觉反酸、烧心，是不是一定就要接受胃镜检查?

专家回复：反酸、烧心是胃食管反流病患者到医院就诊的主要症状之一。内科医师通常用胃镜来诊断和治疗胃食管反流病（GERD）。虽然胃食管反流病会增加食管癌风险，但这并不是说，有了反酸、烧心就一定要接受胃镜检查。除非患者合并有其他严重症状，大多数出现单纯反酸、烧心症状的患者不需要做胃镜检查。对于有反酸、烧心感觉的患者，只有在伴有吞咽困难或吞咽疼痛、出血、贫血、体重减轻或反复性呕吐等严重症状时才需进行胃镜检查。胃镜通常用于对质子泵抑制剂治疗 4 ~ 8 周无反应，或既往出现食管缩窄或狭窄且伴有反复吞咽疼痛或吞咽困难的酸反流患者。

对于不到 50 岁的男性以及任何年龄段的女性患者，不必进行定期的胃镜筛查，因为该人群中癌症的发病率非常低。对于超过 50 岁的男性，当存在 Barrett 食管（BE）的多种危险因素时，应使用胃镜进行筛查。这些危险因素包括夜间反流症状、疝气、吸烟、腹部肥胖、体重指数偏高等。

14. 什么时候我该去接受胃镜检查?

专家回复：胃镜检查是诊断反流性食管炎的金标准。通过胃镜检查，可以确定是否存在食管糜烂、溃疡、狭窄、Barrett 食管（BE）和食管癌，并且可以除外是否存在其他上消化道疾病。必要的时候，胃镜检查还可提供镜下微创治疗。胃镜检查虽然总体安全，但毕竟是一项侵入性检查，频繁或不必要的胃镜检查也会增加患者的花费。因此，常规胃镜检查对于无报警症状的患者是不必要的。那么什么情况下，应当去接受胃镜检查呢?

目前认为，对于有报警症状或超过 4 周的 PPI 诊断性治疗无效的患者，必须接受胃镜检查。美国医师协会推荐的适应证如下：①患有胃食管反流病的患者同时出现"警报症状"（例如，吞咽困难、出血、呕吐、体重减轻、贫血）；②使用剂量为每天 2 次的质子泵抑制剂治疗 4 ~ 8

周，仍有持续反流症状的患者；③经 2 个月足疗程的质子泵抑制剂治疗后，仍有严重糜烂的食管炎，并除外 Barrett 食管（BE）；④ 有食管狭窄的病史并存在反复出现的吞咽困难等症状；⑤ 确诊的 Barrett 食管患者（若无吞咽困难，可间断监测，但不能超过 3 ~ 5 年）；⑥ 男性患者，年龄 ≥ 50 岁，有超过 5 年的慢性反流症状，并且具有下列危险因素者：具有夜间发作的反流症状、食管裂孔疝、体重指数超过正常、腹部脂肪堆积、吸烟患者；⑦ 对于女性患者及年龄 < 50 岁的男性患者并不推荐进行上消化道胃镜筛查。

 15. 医生建议我去做胃镜，胃镜检查有什么风险吗?

专家回复：一般来说，胃镜检查还是有很高安全性的。但如果医生对胃镜检查指征掌握不严、操作不慎或接受检查的患者体质异常，也会出现各种并发症，严重者可以导致死亡。

常见的并发症主要有：

（1）咽喉部损伤：发生率约为 3%。发生原因通常与插镜时患者体位不正、头部向后造成颈部过度后仰，颈椎前突、压迫咽部食管上部；或患者精神过度紧张，环咽肌痉挛阻碍胃镜顺利滑入食管，如操作者插镜角度控制不当，位置偏斜而又用力过大，势必造成擦伤及出血糜烂或引起局部血肿。术前充分做好解释工作，消除患者精神紧张，配合检查，对咽喉部反应强和精神过度紧张者可酌情应用镇静剂，让其全身放松。

（2）下颌关节脱臼：多由于检查时安放口器时张口较大或插镜时恶心，特别是有习惯性下颌关节脱臼者更易出现。一般无危险，手法复位即可。

（3）唾液腺肿胀：主要是插镜的机械性刺激和恶心、呕吐造成唾液分泌增加、导管痉挛引起排泄不畅所致。此为一时性的，无需处理会自行消退。

（4）癔症：患者常常有癔症病史，在检查前和检查时精神紧张，不能自控，以致于术后出现癔症发作。

（5）其他：如肠壁积气、非穿孔性气腹等。

（6）严重的并发症主要有：

①心脏意外：胃镜检查可诱发心率增快、心绞痛、心律失常、心肌梗死和心跳骤停。引起心脏意外的原因一是刺激了迷走神经，二是检查时合并低氧血症，特别是原有缺血性心脏病、慢性肺部疾病的患者及老年患者。

②咽喉痉挛及肺部感染：因插镜时刺激或误插入气管内，或造成误吸，往往引起咽喉部痉挛及剧烈的呛咳，或者胃镜部分压迫呼吸道，术中可引起患者通气障碍或产生憋气，一旦发生，应立即停止检查。让患者取坐位，轻拍患者背部使之咳出误吸的分泌物，并给予吸氧，有误吸者必要时应给予抗生素治疗。

③麻醉意外及术前用药反应：胃镜检查前常规应用丁卡因或达克罗宁等药物做咽喉部黏膜麻醉，无痛胃肠镜检查时还需接受静脉麻醉。这些药物偶尔可引起过敏或不良反应，如头晕、恶心、头痛、手指发麻等，严重者可引起喉头水肿等导致呼吸困难、低氧血症、血压下降等休克表现及肝肾功能不全。

④穿孔：发生率不到1‰。食管、胃、十二指肠均可发生穿孔。食管穿孔者可立即出现剧烈的胸背上部疼痛、纵隔气肿及颈部皮下气肿，继而可出现胸膜渗出和纵隔炎。严重者可出现气胸或脓胸。胃部穿孔多

发生于贲门及胃体上部后壁，对胃、十二指肠球部穿透性溃疡性病变过多注气也会引起穿孔。

⑤感染：对于应用较大剂量镇静剂、胃潴留、大量胃出血或年迈体弱的瘫痪患者容易并发吸入性肺炎。有时胃镜检查因消毒不严，也可造成细菌和病毒的传播导致全身性感染。胃镜检查引起的病毒感染很罕见，但也有关于胃镜传播乙肝病毒的报道。

⑥出血：如活检损伤黏膜内血管，检查过程中患者剧烈恶心、呕吐导致贲门黏膜撕裂，原有食管胃底静脉曲张等病变，胃镜检查时损伤或误做活检而引起出血；胃镜擦伤消化道黏膜，尤其是有凝血障碍性疾病者；病变部位活检后出血。

16. 都说胃镜检查很痛苦，改做上消化道钡餐可以替代胃镜检查吗？

专家回复：很多患者害怕进行胃镜检查，一听医生建议其接受胃镜检查，便要求改做上消化道钡餐检查。其实两者是不同类型的上消化道检查方法，对于胃食管反流病的诊断各有其优劣势。

上消化道钡餐检查仅能看到消化道的轮廓，而充满钡剂的消化道造影常常掩盖了微小病灶，因此在检查时常常需要口服发泡剂，使胃肠道内既有高密度的钡剂，又有低密度的气影，形成气钡对比造影，以便容易获得阳性结果。该检查安全、无创伤、副作用小，特别适用于年老体弱和年幼患者，对有心脏病及咽部反应敏感的患者较理想。但X线照片对胃食管反流的发现，依赖于认真的检查，仔细观察充盈黏膜皱襞，注意黏膜的凹凸，注意食管功能性改变。该检查对轻症胃食管反流患者的诊断敏感性不高，病变较重者可以看到食管下段黏膜皱襞粗乱、蠕动减弱，甚至可见龛影或食管狭窄。此外，该检查也不

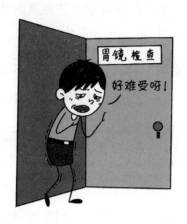
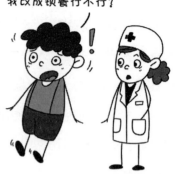

能获得病理学证据，如提示存在恶性病变，还需进行胃镜＋活检以进一步明确诊断。

胃镜检查是诊断食管、胃十二指肠疾病的重要方法，也是诊断反流性食管炎的金标准。除可对病变做直接肉眼观察外，还可同时做黏膜病理活检，以证实所见疾病的准确性或排除有无恶性病变存在。而且可以反复多次检查，因此其具有一定程度的不可替代性。当出现报警症状如食欲减退、体重下降、贫血或 50 岁以上首发症状或症状反复发作时，则需考虑胃镜检查。

所以，如果医生建议行胃镜检查，肯定是考虑到胃镜检查的不可替代性，还是应该听从医生的建议，避免误诊或漏诊恶性病变可能。

17. 反流性食管炎是良性疾病还是恶性疾病？

专家回复：反流性食管炎的病理改变通常表现为浅表上皮细胞的脱落，上皮基底细胞增厚，上皮脚延长，固有膜乳突增高，并可见中性粒细胞、浆细胞和淋巴细胞浸润。也可出现假上皮瘤性增生、纤维母细胞和血管内皮细胞增生，可伴有一定程度的异型增生。

通常我们认为反流性食管炎是一种良性疾病，但随着疾病进展，也可能导致 Barrett 食管（BE）、不典型增生，甚至食管癌的发生。因此，当出现报警症状如食欲减退、体重下降、贫血或胃镜下可疑存在 Barrett 食管（BE）或恶性病变时，应当活检进行评估，防止误诊或漏诊恶性病变。

18. 什么是 Barrett 食管?

专家回复：Barrett 食管（BE）是指食管下段黏膜的复层鳞状上皮被单层柱状上皮所替代的一种病理现象。临床上多继发于胃食管反流、食管裂孔疝。反流的各种成分包括胃液、碱性胆汁、胰液等均可以引起食管下段的鳞状上皮受损，由耐酸、再生能力强的柱状上皮进行修复，从而形成 Barrett 食管（BE）。Barrett 食管（BE）为癌前病变，可发展为食管腺癌，在欧美国家，可占到食管癌的 30% ~ 50%。

Barrett 食管（BE）多无特异性症状，多数患者由于反流性食管炎症状或慢性胃炎症状行胃镜检查时被意外发现。Barrett 食管（BE）的诊断必须要有胃镜和组织病理学证据。准确的活检取材对确诊 Barrett 食管（BE）病变及检测其癌变潜能有重要意义。Barrett 食管（BE）活检取材的标准一般采用沿病变整个长轴每个 2cm 环周取材 4 块。取材部位、组织块大小及取材深度对于 Barrett 食管（BE）的诊断率影响较大。

对于胃食管反流病患者，如接受胃镜检查，怀疑 Barrett 食管（BE）诊断时，一定需取活检。如病理确诊为 Barrett 食管（BE），且存在肠化，则应评估其不典型增生程度及癌变可能，并进行胃镜随访。如已经出现不典型增生，则可考虑行胃镜下治疗，如黏膜切除或热凝术。由于

Barrett 食管（BE）患者食管下段酸暴露明显增加，虽然标准剂量 PPI 治疗可缓解患者症状，但对 Barrett 食管（BE）并无逆转作用，也不能阻止不典型增生的发生。

19.Barrett 食管（BE）是如何诊断的？胃镜下有什么特征性表现？

专家回复：内镜和活检是诊断 Barrett 食管（BE）的主要方法。内镜检查时，应注意有无齿状线消失或上移，有无橙红或鲜红色柱状上皮黏膜区呈岛状分布及有无并发溃疡、狭窄等。镜下取材活检可鉴别系鳞状还是柱状上皮。正常人食管下端鳞状上皮与贲门黏膜柱状上皮呈犬牙交错状移行，形成齿状线（Z 线）。长期慢性反流性食管炎可导致食管下段出现柱状上皮区。鳞状上皮区在某种特异性致炎因子作用下被破坏，而由再生性更强的邻接区或腺导管柱状上皮所取代，即形成 Barrett 上皮。胃镜下食管柱状上皮有特征性的红色天鹅绒样质地，与相邻的较浅淡光滑的鳞状上皮形成鲜明对比。正常情况下，只有柱状上皮范围扩大（例如柱状上皮占据食管远端 3cm 以上或在食管下端括约肌以上 2cm 发现柱状上皮），才能诊断为 Barrett 食管。如果内镜下诊断困难，应取组织活检以了解有无肠上皮化生。

食管远端发现肠化生显然不正常，此时的肠型柱状上皮，特别是杯状细胞存在对诊断意义重大。国外报道，采用一种窄带光照放大内镜检查技术能更清楚地显示黏膜的组织特征，如毛细管和隐窝的形态，比常规内镜检查对 Barrett 食管的诊断更有帮助。对 Barrett 食管患者进行定期的内镜检查是发现早期癌变的有效方法。

20. 我被诊断为 Barrett 食管，需要定期复查胃镜吗?

专家回复：很多患者一旦被诊断为 Barrett 食管，就不自觉地将其与食管癌划上了等号。其实，两者是两种不同的病变，大可不必慌张。虽然 Barrett 食管并不等同于癌症，这也不是说我们可以对其放任不管。毕竟，Barrett 食管是食管癌前病变，临床上应该对 Barrett 食管患者进行定期随访，以便早期发现不典型增生和早期癌变。随访的时间间隔一般可根据不典型增生的程度而定。

不伴有不典型增生的 Barrett 食管患者应每 2 年接受 1 次胃镜检查，如果连续 2 次复查均未检出不典型增生和早期癌变，可酌情延长随访间隔。对伴有轻度不典型增生的 Barrett 食管患者，第 1 年应每 6 个月接受 1 次胃镜复查，如果不典型增生没有进展，可以每年胃镜复查 1 次。对于高度不典型增生的 Barrett 食管患者，可考虑行胃镜下黏膜切除或手术治疗，或者

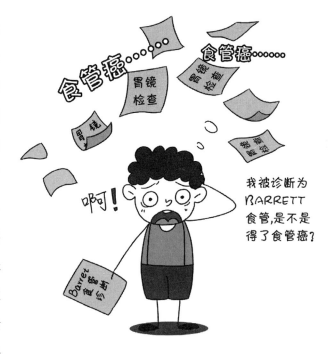

是密切随访监测，直到检出癌变病灶。

21. 什么是幽门螺杆菌?

专家回复:幽门螺杆菌(helicobacter pylori,简称 Hp)。首先由巴里·马歇尔(Barry J. Marshall)和罗宾·沃伦(J. Robin Warren)发现,两人并因此获得 2005 年的诺贝尔生理学和医学奖。幽门螺杆菌感染在胃十二指肠的分布主要是在胃窦部,胃体和胃底比较少。它主要附着在胃黏膜的表面,靠头端的鞭毛以及它分泌的一些物质定居在胃黏膜的表面,同时也产生一些致病作用。

目前认为,幽门螺杆菌感染是慢性活动性胃炎、消化性溃疡、胃黏膜相关淋巴组织淋巴瘤(MALT)和胃癌的主要致病因素。同时,幽门螺杆菌感染也与许多胃外疾病相关,如特发性血小板减少性紫癜、慢性牙周炎、牙菌斑、肝硬化高血氨等。幽门螺杆菌的传染力很强,可通过手、不洁食物、不洁餐具、粪便等多种途径传播,而且具有明显的家庭聚集现象。流行病学研究结果显示,幽门螺杆菌感染了世界范围内一半以上的人口。其发病率的高低与社会经济水平、公共卫生条件等相关,在发展中的国家,其感染率可能要远远高于发达国家,像中国就有半数以上的人都感染过幽门螺杆菌。而且随着年龄增长,幽门螺杆菌感染也会增加。一旦感染了幽门螺杆菌,只有进行根除性的治疗它才可能被清除掉。幽门螺杆菌的自发清除是比较少见的。

22. 幽门螺杆菌的检测方法有哪些?

专家回复:幽门螺杆菌的检测方法包括侵入性和非侵入性两类。侵入性方法依赖胃镜活检,包括快速尿素酶试验(RUT)、胃黏膜直接涂片染色镜检、胃黏膜组织切片染色(如 HE、Warthin-Starry 银染、改良

Giemsa 染色、甲苯胺蓝染色、吖啶橙染色、免疫组化染色等）镜检、细菌培养、基因方法检测（如 PCR、寡核苷酸探针杂交、基因芯片检测等）。非侵入性检测方法不依赖胃镜活检，包括 ^{13}C 或 ^{14}C 尿素呼气试验（UBT）、粪便 Hp 抗原检测（HpSA）（依检测抗体分为单克隆和多克隆抗体检测两类）和血清 Hp 抗体检测等。

幽门螺杆菌感染的诊断：符合下述三项之一者可判断为幽门螺杆菌现症感染：①胃黏膜组织 RUT、组织切片染色或培养三项中任一项阳性；② ^{13}C 或 ^{14}C UBT 阳性；③HpSA 检测（经过临床验证的单克隆抗体法）阳性。血清 Hp 抗体检测（经临床验证、准确性高的试剂）阳性提示曾经感染，从未治疗者可视为现症感染。

需要注意的是，某些药物或疾病状态对检测结果会产生影响。如应用抗菌药物、铋剂和某些具有抗菌作用的中药者，应在至少停药 4 周后进行检测；应用抑酸药物者，应在至少停药 2 周后进行检测。如消化性溃疡活动性出血、严重萎缩性胃炎、胃恶性肿瘤可能会导致尿素酶依赖的试验呈假阴性。残胃者用 UBT 检测，其结果多不可靠，应该选用快速尿素酶试验（RUT）、组织切片法或粪便 Hp 抗原检测（HpSA）。

23. 幽门螺杆菌是不是很难被根除？

专家回复：大家都说幽门螺杆菌感染跟很多胃病有关系，如胃炎、胃溃疡、胃癌等。我身边也有很多朋友、同事检查都发现有幽门螺杆菌感染，医生建议吃 1～2 周的药物治疗，还不保证百分之百就能根除。难道幽门螺杆菌很难被根除吗？

根据流行病学调查显示，我国由于抗生素应用比较广泛的原因，目前幽门螺杆菌的耐药率的确很高。如通常被用于根除幽门螺杆菌的 6 种抗生素当中，甲硝唑的耐药率达到 60% ~ 70%，克拉霉素达到 20% ~ 38%，左氧氟沙星达到 30% ~ 38%，耐药显著影响了幽门螺杆菌的根除率。所幸的是，目前我国另外被用于根除幽门螺杆菌的 3 种抗生素如阿莫西林、呋喃唑酮、四环素的耐药率很低（1% ~ 5%）。传统标准三联疗法（PPI+ 阿莫西林 + 克拉霉素或 PPI+ 克拉霉素 + 甲硝唑）的根除率已经低于 80%。因此，目前一般推荐首选四联疗法，也就是说在传统标准三联疗法的基础上，再加入铋剂组成四联疗法，同时将疗程延长至 10 ~ 14 天，可以使幽门螺杆菌的根除率提高 8% ~ 14%。对于口服铋剂有禁忌证或幽门螺杆菌耐药率仍较低的地区，也可以选择标准三联疗法，或者在医生的指导下，选择其他的方案，如序贯疗法或伴同疗法等。

24. 我接受了正规抗幽门螺杆菌治疗，怎么才能知道还有没有幽门螺杆菌感染？

专家回复：一般来说，在接受标准根除幽门螺杆菌治疗以后，应当择期进行复查，以明确是否已经成功地根除幽门螺杆菌。复查应在根除治疗结束至少 4 周以后进行。符合下列三项之一者可判断为幽门螺杆菌根除：①^{13}C 或 ^{14}C 尿素呼气试验（UBT）阴性；② 粪便 Hp 抗原检测（HpSA）阴性；③ 基于胃窦、胃体两个部位取材的快速尿素酶试验（RUT）均为阴性。

那么用哪种检测方法合适呢？很显然，依赖胃镜活检的侵入性检查如快速尿素酶试验（RUT）需要再次接受胃镜检查，短时间内反复做胃镜，会给患者带来痛苦，也会增加不必要的经济负担。所以非侵入性检查是最合适的。非侵入性检查包括 ^{13}C 或 ^{14}C 尿素呼气试验（UBT）

和粪便 Hp 抗原检测（HpSA）。^{13}C 或 ^{14}C 尿素呼气试验（UBT）检测准确性高，操作简便，几分钟即可完成检查。粪便抗原检测（HpSA）操作也安全、简便，不需要口服任何试剂，适用于任何年龄或类型的患者。国外研究认为，粪便抗原检测（HpSA）的准确性与 ^{13}C 或 ^{14}C 尿素呼气试验（UBT）相当。但目前国内并非所有的医院都开展了粪便抗原检测（HpSA）。因此，一般来说，还是应当首选 ^{13}C 或 ^{14}C 尿素呼气试验（UBT）。

25. 胃食管反流病与幽门螺杆菌有关系吗?

专家回复：门诊很多胃食管反流病患者常常会有这样的疑问，身边的家人和很多朋友、同事都有幽门螺杆菌感染，单位体检每年也要查幽门螺杆菌，我被诊断为胃食管反流病，是不是幽门螺杆菌感染引起的呢?

其实，胃食管反流病和幽门螺杆菌之间的关系目前尚无定论。反而现阶段大多数的研究认为幽门螺杆菌对胃食管反流病具有一定的保护性作用。多数流行病学研究表明，胃食管反流病中幽门螺杆菌感染率较低，且与胃食管反流病的严重程度呈负相关。幽门螺杆菌对胃食管反流病具有保护作用的另一有力证据是，在消化性溃疡及胃炎患者根除幽门螺杆菌后，胃食管反流病的发病率要高于未根除者。Hamada 等对 286 例胃炎、胃溃疡、十二指肠溃疡、胃十二指肠复合溃疡患者进行幽门螺杆菌根除治疗，并选择了年龄、疾病相匹配的幽门螺杆菌阳性未做根除的 286 例患者作为对照。随访 3 年后，结果表明，幽门螺杆菌根除成功的患者胃食管反流病的发病率为 18%，而未进行幽门螺杆菌根除的患者为 0.3%，结果提示，根除幽门螺杆菌可以增加胃食管反流病发病的危险性。也有研究表明，这种幽门螺杆菌感染与胃食管反流病负相关的倾向，在东方国家比西方国家更为明显。

此外，还有很多研究表明，幽门螺杆菌可以提高质子泵抑制剂的抑酸效果，其机制有以下几种可能。一是氨影响了在质子泵抑制剂治疗期间的胃内 pH；二是抑酸治疗导致幽门螺杆菌在胃内的再分布，伴随着胃窦炎的好转而胃体炎恶化，从而泌酸减少，结果是抑酸效果的提高；三是幽门螺杆菌可能增强质子泵抑制剂对壁细胞及 H^+–K^+ATP 酶抑制作用。进一步的研究证实，幽门螺杆菌阳性胃食管反流病或反流性食管炎患者，在同等治疗条件下，比幽门螺杆菌阴性患者具有更好的治疗效果。

26. 幽门螺杆菌是如何影响胃食管反流的?

专家回复：幽门螺杆菌影响胃食管反流病的可能机制概括起来可归纳为以下三方面：

（1）幽门螺杆菌可提高食管下端扩约肌压力：目前认为胃食管反流病的主要病因是食管下端括约肌的不适当的短暂性松弛，导致酸性的胃内容物同食管黏膜过多接触，从而导致食管黏膜损害及反流症状出现，而胃窦部幽门螺杆菌感染可致血清胃泌素升高，胃泌素具有升高食管下端扩约肌压力的作用。而根除幽门螺杆菌后胃泌素浓度降低，食管下端扩约肌压力亦随着降低，由此导致了胃食管反流病的发生。在幽门螺杆菌导致重度胃体炎、胃酸分泌不足的情况下，食管下端括约肌压力增高无疑会降低胃食管反流病的发病。

（2）幽门螺杆菌可降低胃内酸度：幽门螺杆菌感染对食管的保护机制之一被认为与引起胃内酸度的改变有关。幽门螺杆菌感染可以导致胃炎的发生，胃体炎时胃酸分泌减少，胃内酸度的降低可以防止胃食管反流病的发生，根除幽门螺杆菌则可提高胃内的酸度，引起胃食管反流病的发生。幽门螺杆菌感染引起胃内酸度改变的另一个机制被认为是其可以产生尿素酶，尿素酶分解尿素产生氨，氨是强有力的中和物质，能够对胃酸进行中和，升高胃内 pH 值，使胃蛋白酶原激活减少，减轻反流的胃内容物对食管的腐蚀，从而保护食管黏膜。

（3）幽门螺杆菌影响食管对酸的敏感性。幽门螺杆菌感染导致胃体炎，近端胃体持续不断地释放炎症介质，直接或间接地影响食管黏膜，提高食管对酸的敏感性。

27. 胃食管反流病合并幽门螺杆菌感染，需要根除治疗吗？

专家回复：大家都说幽门螺杆菌感染与很多胃部疾病甚至胃癌有密切关系，但医生又告诉我幽门螺杆菌感染与胃食管反流病发病并无关系，相反，可能对胃食管反流病还具有一定的保护性作用。那么我究竟该不该接受抗幽门螺杆菌治疗呢？

关于对合并有幽门螺杆菌感染的胃食管反

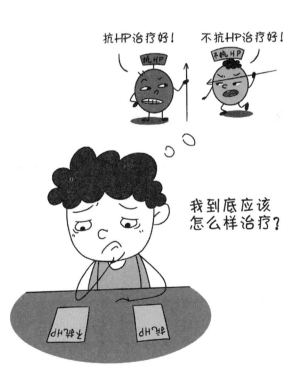

流病患者是否需要根除幽门螺杆菌这个问题，目前也一直存在争议。一种观点认为，幽门螺杆菌感染可增加胃酸分泌，引起胃食管反流病的发生，应该采取根除幽门螺杆菌治疗，根除幽门螺杆菌还可减轻长期抑酸治疗可能带来的胃黏膜萎缩；另一种观点则认为，根除幽门螺杆菌可能诱发胃食管反流病或者使部分人群的胃食管反流病症状加重，因此不主张根除幽门螺杆菌。

临床实际工作中，对于胃食管反流病的患者，进行幽门螺杆菌检测和治疗应当根据患者因素（包括共病率、年龄、胃组织学、家族史和知情选择）而个体化。如果胃食管反流病患者合并中重度胃炎伴糜烂、消化性溃疡、胃黏膜组织相关淋巴瘤或具有胃癌家族史时，根除幽门螺杆菌是有必要的。单纯的胃食管反流病患者可以不进行幽门螺杆菌根除治疗。对需要长期质子泵抑制剂（PPI）治疗的胃食管反流病患者，由于长期抑酸可加速幽门螺杆菌诱导的萎缩性胃炎的发生，而萎缩性胃炎是导致胃癌发生的危险因素。因此，在接受长期 PPI 治疗前，首先行根除幽门螺杆菌治疗是合理的。

28. 什么是肿瘤标志物？

专家回复：肿瘤标志物主要是指癌细胞分泌或脱落到体液或组织中的物质，或是宿主对体内新生物反应而产生并进入到体液或组织中的物质。这些物质有的不存在于正常人体内、只见于胚胎中，有的在肿瘤患者体内含量超过正常人体内含量。通过测定其存在或含量可辅助诊断肿瘤、分析病程、指导治疗、监测复发或转移、判断预后。

肿瘤标志物用于临床诊断的有许多种，大致可分为癌胚抗原类、酶类、激素类、糖蛋白类、癌基因类和细胞表面肿瘤抗原类等 6 大类。与消化道肿瘤关系比较密切的肿瘤标志物有癌胚抗原（CEA）、CA125、CA19-9、CA72-4等。

肿瘤标志物的升高可以提示肿瘤的存在，指导临床去进一步的检查。但肿瘤标志物的升高并不等同于肿瘤存在，其结果会受到许多因素的影响，如饮食、药物、标本的采集和保存等。某些炎症性病变或良性病变也会导致肿瘤标志物的轻度升高。故如果发现肿瘤标志物升高，可以到医院就诊。让医生对其正常值范围、增高幅度、个人症状和该肿瘤标志物的特点进行综合分析，必要时再做B超、CT、胃镜、PET/CT等检查。

29. 胃食管反流病需要常规进行肿瘤标志物的检查吗?

专家回复：胃食管反流病与食管癌的发生具有一定的关系，如果反流症状持续存在，食管下段黏膜反复出现糜烂、溃疡，在黏膜修复的过程中可能会出现Barrett食管（BE），甚至不典型增生，进而导致食管癌的发生。虽然如此，但胃食管反流病患者发生食管癌的几率并不高，通常并不需要常规进行肿瘤标志物的检查。只有出现以下报警症状时则可以考虑检测肿瘤标志物而且同时还要接受胃镜检查，如食欲减退、体重下降、贫血或50岁以上首发症状或症状反复发作时，必要时还需取活检以除外恶性病变可能。

30. 肿瘤标志物高就一定有肿瘤吗?

专家回复：在门诊中经常遇到患者拿着体检报告来找医生，很紧张地问："医生，我查体发现肿瘤标志物升高了，我是不是长肿瘤了啊?"其实大家可以放心，多数肿瘤标志物不仅恶性肿瘤患者可以升高，良性病变也可以升高，如 CA724，糜烂性胃炎患者也可以明显升高。我们可以这么理解，肿瘤标志物升高可以是有恶性肿瘤，但多数人是没有肿瘤，而仅仅是因为胃肠道炎症等良性病变而升高。但如果同时有多种肿瘤标志物升高或升高明显或持续升高，则需高度警惕，这时恶性肿瘤的可能性还是很大的。需要由医生判断，是哪种肿瘤的可能性大，再做相应的影像学检查如胃肠镜、腹部超声、CT 或核磁来明确是否有肿瘤存在。

31. 什么是胃食管反流病的食管外症状?

专家回复：胃食管反流病患者除典型的反酸、烧心、恶心及上腹不适等症状外，还可出现一系列的食管外症状，包括非心源性心绞痛、慢性咳嗽、哮喘、声音嘶哑、咽喉炎、咽喉异物感、肺纤维化、睡眠呼吸暂停综合征等。

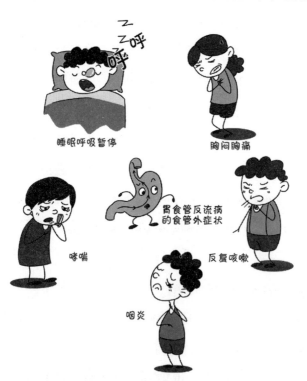

临床上很多患者往往仅表现为食管外症状或以食管外症状为首发症状而就诊。食管外症状的发病机制通常认为与反流物如胃酸、胃蛋白酶的直

301健康科普丛书——胃食管反流病

接损伤，反流物刺激引起的反射性反应或反流导致的迷走神经兴奋性增高相关。对于胃酸反流所致的咽喉炎患者，行喉镜检查时往往可以发现一些客观征象，如环状软骨后壁红斑，声带红斑、水肿，杓状软骨内壁红斑，咽喉溃疡等。因此，对于反复发作的咳嗽或咽喉部症状，长期治疗无效，则需考虑有无存在胃食管反流病的可能，可以前往消化科就诊。如果伴有典型的反酸、烧心等症状，或接受 PPI 治疗有效，则更加支持胃食管反流病的诊断。

32. 哮喘也与胃食管反流相关吗?

专家回复：临床上很多哮喘患者在呼吸科治疗很长时间，效果却不明显。当呼吸科医生建议其去消化科就诊时，患者往往感到很纳闷。明明哮喘是呼吸道症状，为什么会让我去看消化科？其实哮喘也是胃食管反流病的食管外症状之一，但患者往往很难将两者联系到一起。

胃食管反流病引起哮喘发生的机制，常常是由于患者胃酸、胃蛋白酶或十二指肠液等消化液分泌处于高水平，在食管下端括约肌处于松弛状态时就会发生反流，一方面咽喉部存在着对酸超敏感的丰富的化学感受器，受反流酸刺激，可引起支气管痉挛，从而出现哮喘。或反流物到了咽喉部被吸入气道，作为过敏原也可引发或加重哮喘；另一方面，混有胃酸等消化液的胃内容物可刺激食道黏膜酸敏感受体，激活食管至肺的迷走神经反射弧，引起支气管痉挛，诱发哮喘。由于其症状隐匿性较强，很多患者常常将胃食管反流病当哮喘来治疗，最后得不到很好的缓解。久而久之，还有可能引起诸多反流性食管炎相关并发症，如食管糜烂、出血、狭窄和食管癌等。

要辨别是哮喘还是胃食管反流病，可以从患者症状是否与过敏原有关入手。普通哮喘往往有过敏原接触史，如接触花粉、尘螨等，病情会随季节或环境的变化加重或减轻，以呼气困难为主。而胃食管反流病是一种常见的消化系统疾病，没有明显的过敏原，没有季节分布，部分患者则与饮食过饱、体位变化等导致胃内压力增高等因素有关。

因此，对于反复发作的哮喘，当用常规的抗哮喘治疗很难控制症状，或伴有夜间反酸至咽喉导致呛咳的现象等，则需高度警惕胃食管反流病可能。如确定是胃食管反流引起的哮喘，则用药需慎重，尽量不用茶碱类及 β_2 受体兴奋剂，而以抑酸药及增加胃动力药治疗为主，以减少胃酸分泌反流及增加胃内容物排空，从而阻止或减少反流。

33. 夜间睡眠呼吸暂停综合征也和胃食管反流相关吗？

专家回复：很多有打鼾、夜间睡眠综合征的患者，辗转就医，最后也来到了消化科门诊。其实胃食管反流病与夜间睡眠呼吸暂停两者之间也存在着密切的关系。北京协和医院曾对 150 例打鼾者进行了夜间睡眠呼吸暂停的研究调查，发现 59% 的低通气睡眠呼吸暂停患者，有明显的胃食管反流症状，提示两者有一定关系。

目前研究多认为，胃食管反流病与夜间睡眠呼吸暂停两者可能互为并存，互为因果，相互加重。只要中止其中一个环节，即可使胃食管反流病和夜间睡眠呼吸暂停得到不同程度的缓解。大多数夜间睡眠呼吸暂停患者为肥胖体形，肥胖者腹内压较高，这时食管内压低于腹内压，易于发生胃食管反流病和反流性食管炎。胃食管反流引起夜间睡眠呼吸暂停的机制可能是：① 食管下端括约肌功能不全，食管清除能力下降，食管内 pH 下降等均可引起迷走神经兴奋，导致气管收缩及呼吸抑制。② 食管内酸刺激引起气管高反应性或改变气管迷走神经张力，从而引起呼吸暂停。③反流物被吸入呼吸道可以引起气道狭窄，反流物又进一步刺激了上呼吸道，引起局部的水肿充血。反流物还可作用于气道化学感受器受体引起支气管收缩，从而加重了气道阻塞导致夜间睡眠呼吸暂停加重。而夜间睡眠呼吸暂停引起反流性食管炎的重要机制是呼吸暂停过程中，其显著的胸内负压和食管内负压导致跨膈压差增大，当其超过食管下端括约肌的张力时，则可将胃内容物吸入食管。

因此，夜间睡眠呼吸暂停合并有胃食管反流的患者，不能只针对夜间睡眠呼吸暂停进行治疗，也应当前往消化科就诊，接受抗胃食管反流的治疗。

34. 胸闷、胸痛也会与胃食管反流相关吗？

专家回复：胃食管反流病也可导致胸闷、胸痛，临床上称为反流性胸痛综合征。有报道显示，70% ~ 80% 的非心源性胸痛是由胃食管反流引起。反流性胸痛综合征多由于反流性的胃肠内容物（如胃酸、胆汁等）对食管黏膜的刺激，或在这种刺激基础上继发食管动力障碍，产生机械性牵张而引起胸痛。临床上多表现为胸骨后或胸骨下烧灼痛、刺痛，也可以为钝痛。其发作与进食、体力活动、体位如卧位和弯腰等有关，进食牛奶、饮水、制酸剂可缓解。这些患者可伴有睡眠障碍，有时可以没有典型的反流性食管炎症状如反酸、烧心等。

心源性胸痛，顾名思义即由于心脏疾病引起的胸痛，指冠状动脉痉挛、狭窄，甚至闭塞，导致心肌缺血缺氧，甚或坏死，主要包括心绞痛、心肌梗死。心绞痛多在夜间发病，劳累后加重，进食后不能缓解，体位对病情影响小，服用扩血管药物，如消心痛、硝酸甘油等明显有效。心源性胸痛部位多位于胸骨中下段，呈压榨样闷痛、绞痛、钝痛，常向左侧肩背部、颈部、上肢、下颌放射。常伴有胸闷、心悸、发热，严重时有循环灌流不足表现。胸痛发作时常有心电图、心肌酶学、心脏超声变化，冠脉造影可以确定是否存在心血管解剖学和功能性疾病。

胃食管反流引起的胸痛与心源性胸痛临床上两者有时难以鉴别。对于反复发作的胸闷、胸痛，当排除了心脏疾病或用心源性因素无法解释，或存在无法解释的睡眠障碍时，需考虑可能是胃食管反流病。可以通过胃镜或 X 线钡餐检查来了解有无胃食管反流病，必要时也可进一步行 24 小时食管内 pH 测定以明确诊断。也可对于疑似诊断为反流性胸痛综合征患者试验性给予 PPI 治疗，如果有效，症状能够迅速缓解，则也可作出胃食管反流病的诊断。

35. 反复出现的口腔溃疡或口腔异味也会与胃食管反流相关吗？

专家回复：对于胃食管反流病患者，如果反流症状较重或反流持续存在，在反流物的刺激下，也可出现唇舌烧灼不适感，有的患者可表现为口酸、口苦、口臭及味觉损害等。个别患者可出现反复发作的口腔溃疡、牙腐蚀。有学者曾对食管炎合并口腔溃疡者，给予抗反流治疗，结果食管炎和口腔溃疡均减轻或愈合。有的患者唾液分泌增多，也可能与胃酸反流刺激食管，反射引起酸清除的保护性反应相关。除此之外，合并有干燥综合征的患者，由于唾液分泌减少，对食管酸的中和清除能力减低，也容易诱发或加重反流物对黏膜的损害。

36. 我已经按时服用了 PPI 治疗，为什么半夜还会有烧心的感觉？

专家回复：很多患者会在门诊问，我已经按照医生的要求，按标准剂量口服 PPI 进行反流性食管炎的治疗，但到了半夜为什么还是会有反酸、烧心的感觉，甚至可能会因此而影响睡眠。这就需要注意有无夜间酸突破现象的存在。

夜间酸突破（nocturnal acid breakthrough，NAB）由 Peghini 等学者于 1998 年提出，是指在标准应用 PPI 的情况下，夜间（当晚 22：00 至次日早上 8：00）胃内 pH<4 持续时间超过 1 小时的现象。有报道显示，在服用 PPI 的患者中，夜间酸突破发生的概率可达 70%。

夜间酸突破发生的具体机制仍不十分清楚，目前研究认为，夜间酸突破发生机制复杂，可能包含以下几个因素：① 质子泵的抑制和再生：PPI 仅对壁细胞上激活的质子泵产生抑制，对未激活的质子泵无抑制作用。夜晚质子泵处于更新阶段，激活的质子泵数量较白天少，故夜间的抑酸作用较白天弱，PPI 的抑酸作用降低。② 饮食及 PPI 服用方式不同的影响：夜间缺少食物刺激，激活的质子泵数量少，PPI 的血浆半衰期短（0.5 ～ 1 小时），仅对活化的质子泵产生抑制，而未被结合的质子泵在 PPI 血药浓度下降后激活，逃逸 PPI，导致 PPI 抑酸作用降低。因此 PPI 服用方式直接引起 NAB 出现时间的不同，PPI 晨服者多出现在夜间 22：00 ～ 06：00，PPI 早、晚餐前服用者多发生在凌晨 1：00 ～ 4：00。③ 胃酸昼夜分泌机制的影响：夜间迷走神经兴奋性高及组胺的介导，导致胃酸分泌增多。H_2 受体拮抗剂能减少夜间酸突破的发生，说明组胺是发生夜间酸突破的重要原因。迷走神经切除可以减少夜间胃酸的基础分泌，提示迷走神经和组胺联合作用可能是夜间基础胃酸分泌增加的原因。

37. 出现了夜间酸突破（NAB），我该怎么办?

专家回复：对于服用标准剂量 PPI 的反流性食管炎患者，如果在夜间出现胸骨后疼痛、上腹不适、烧心、反酸及嗳气等症状，就应当要考虑是否存在夜间酸突破的可能。夜间酸突破反映胃酸反流的控制不良，反复发生可引起黏膜损伤，加重病情，所以应当引起重视。有条件时，可行 24 小时 pH 监测以明确诊断。

治疗上，由于对夜间酸突破的发生机制尚不十分清楚，至今仍无理想的治疗方法。但可以从以下几个方面去调整治疗：① 改变生活方式：如应避免睡前（2 ~ 3 小时）饱餐。多数反流发生在睡眠期前（1 ~ 1.5 小时），睡前空腹可减少夜间酸反流的发生。另外，睡眠时保持左侧卧位比右侧卧位或平卧位能减少反流发生的频率。② 调整 PPI 给药剂量和给药方式：如加大 PPI 剂量。由于 PPI 只有在食物刺激胃壁细胞处于活性状态时，才能获得最大的抑酸效应。因此，PPI 最好在餐前 15 ~ 60 分钟服用才能更好地发挥其抑酸作用。如果加大 PPI 剂量时，应每日 2 次服用，服用时间以在早餐和晚餐前为宜。③ 睡前加用 H_2 受体拮抗剂（H_2RA）：由于组胺也参与夜间酸突破的发生。在夜间，组胺对胃基础酸分泌的作用很重要，H_2 受体拮抗剂能有效抑制胃酸分泌，其夜间抑制酸作用比白天强。因此，可以在标准剂量 PPI 治疗基础上，睡前加用 H_2 受体拮抗剂以控制夜间酸突破。

第四篇 饮食指导

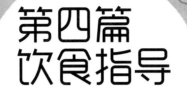

　　胃食管反流病非常令人苦恼，上腹痛、饱胀、嗳气、反流、恶心和呕吐等症状反反复复，时好时坏。有的患者服药效果较好，但停药后容易旧病复发；有的则症状持续，经久不愈，成了"药罐子"。胃食管反流病可能不单单是个人痛苦，还可影响周围的同事，反复嗳气发作时，本人和旁人往往都很难堪。更有甚者，由于食欲减低或担心不当进食导致病情反复，出现挑食、自行忌口等行为，从而导致营养不良，结果体质下降，病情日益加重。本篇从避免胃食管反流病发作或复发的角度，参阅了大量国内外关于胃食管反流病饮食影响因素的文献，总结出胃食管反流病患者的膳食特点。

1. 避免胃食管反流，选择膳食及生活方式的总体原则是什么？

专家回复：

（1）选择清淡、柔软、易消化的食物：为减少反流机会，应尽量选择清淡、柔软、易消化的食物，避免食用油腻煎炸及腌制食品。可以适当吃些面食，如馒头、面条等，但对于纯肉馅的包子、水饺食量上还是要加以控制。对于荤汤如鸡汤、肉汤、排骨汤最好尽量少吃，对于肥肉、肉皮等也要避免。需要说明的是，适当的吃些猪瘦肉、鸡肉、鱼肉一般不会加重病情，反而对补充营养有好处。

（2）少食用延缓胃排空的食物：胃排空延迟，不但间接地增加了反流的机会，同时患者也会出现腹胀、嗳气等多种不适。这一类食物主要包括一些质地黏腻的食物，如粽子、年糕、元宵、酒酿等。

（3）少食用对胃黏膜有明显刺激的食物：这一类食物可以增加胃液分泌，引起胃酸等主要反流物的量明显增加，也会增加反流的机会。这一类食物主要指过冷、过热、过酸、过甜及辛辣刺激食物，其中包括大葱、大蒜、糖果等。对于酒、咖啡、浓茶等对胃有明显刺激的饮品必须格外注意，尽量少饮用。

（4）少食用粗粮、坚果：少食用粗粮、坚果（包括开心果、瓜子、栗子等）、各种膨化制品、奶油蛋糕、巧克力等。这些食物也会刺激胃黏膜，增加反流机会。

（5）蔬菜不会引起或加重反流：一般的蔬菜不会引起或加重反流，可自行选择食用，但对于韭菜、香菜、蚕豆等中医认为可能导致上火或疾病复发的蔬菜要适当控制。

（6）一般的水果不会引起或加重反流：一般的水果不会引起或加重

301健康科普丛书——胃食管反流病

反流，但每次食用的水果不可过多过杂、不可过冷过甜，如香蕉、甘蔗等最好避免食用。

（7）饮食数量的选择：因反流患者多有胃动力障碍，所以进食量要适当，避免过饱或饥饱无常。作者建议，早餐、中餐可吃到七八分饱，晚餐五六分饱就可以，为避免睡前饥饿，晚餐不宜吃的太早。一般六七点钟吃饭，九点钟左右就可以上床休息了。

（8）饮食后活动状况：为减少反流，餐后尽量不要剧烈活动，尽量减少弯腰、下蹲、收腹等姿势，而选择放松、舒缓的活动方式，如散步。当然，绝对不允许餐后睡、卧、久坐等行为，因为这些都可以加重反流。如条件不允许，可以轻轻抚摩上腹部，以有助于胃食物下行排空。

2. 每餐进食量多少才能减少胃食管反流?

专家回复：胃食管反流病患者餐后容易出现饱胀、反酸、烧心等症状，常常引起食欲减退，令患者苦恼不已。如今有不少消化科专家建议胃食管反流病患者少食多餐，即每顿少吃点，增加每天进食的次数。那么每顿饭吃多少才能减少反流呢？本文作者在临床经验的基础上，查阅

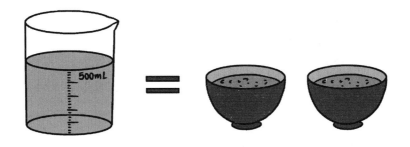

500ML的食物约为两小碗粥的容量

大量文献发现，每顿进食量保持在 500ml 以内，可以减少胃食管反流发生。所谓 500ml 食物，大约为两小碗粥的容量。

3. 如何在减少每顿进食量的前提下，保证自身营养?

专家回复：在减少每顿进食量的同时，还要能保证自身营养，最好的方法是少食多餐，即每天增加进食次数，可为 5 ~ 6 顿 / 日。有的上班族因工作时间限制，不能做到上述方法，可改为高热量饮食，如鸡蛋、瘦肉、牛奶等。但要注意避免易导致胃食管反流的食物。

4. 哪些食物容易导致胃食管反流?

专家回复：经过科学研究证实，能导致胃食管反流风险增加的食物包括薄荷、巧克力、洋葱、辛辣食物、油炸食品、油腻食物、腌制食品。研究发现，薄荷具有类似二氢吡啶类钙离子通道拮抗剂的作用，可松弛平滑肌，降低食管扩约肌压力；巧克力可影响食管酸碱度与食管括约肌压力，而引起胃食管反流病的症状；油炸食物和油腻食物含有高脂肪，可增加食管黏膜对

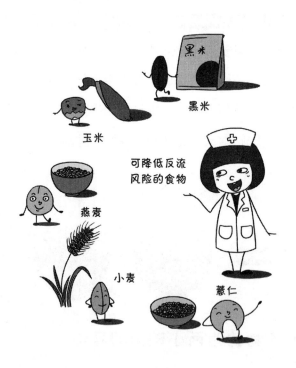

黑米

玉米

可降低反流
风险的食物

燕麦

小麦

薏仁

酸的敏感性。某些含糖量高的食物也可引起烧心症状，如糯米、豆沙、山芋等。另外，西红柿、咖喱、胡椒粉等食物也可加重胃食管反流病。

5. 哪些饮品容易导致胃食管反流?

专家回复：经过科学研究证实，能导致胃食管反流风险增加的饮品包括柑橘类果汁、碳酸饮料、咖啡、茶。柑橘类果汁低 pH 值是诱发胃食管反流病的因素之一；碳酸饮料由于含有二氧化碳气体，容易引发嗳气导致反流；咖啡和茶类饮品含有咖啡因，可刺激胃酸分泌，导致烧心症状。

6. 哪些食物可减少胃食管反流发生?

专家回复：不少胃食管反流病患者因为餐后容易出现症状，常常出现厌食的情绪，不知道该如何选择饮食。经过科学研究证实，增加谷物类饮食可降低反流的风险，比如玉米、黑米、燕麦、小麦、薏仁等。原因可能是食物中来源于谷物的纤维素含量升高，通过减少胃内亚硝酸盐和一氧化氮（NO）的形成来减少反流事件的发生。

7. 胃食管反流病患者可以喝汽水吗?

专家回复：汽水之类的碳酸饮料通过产气、打嗝把热量带出来，而打嗝恰恰对胃功能造成了一些影响。如果频繁大量的喝碳酸饮料而不断打嗝，会对食管下端的括约肌功能造成一定的影响，极易引起胃食管反流病。

8. 胃食管反流病患者可以饮茶和咖啡吗？

专家回复：茶与咖啡，是世界上最为普及的两种饮料，都有醒脑提神的作用。茶与咖啡中含有茶碱、咖啡因，可兴奋人的中枢神经和心肌，并有松弛平滑肌和利尿作用。而对消化系统来说，茶碱、咖啡因能刺激胃的腺体，使胃酸和胃蛋白酶分泌增多，增加了发生胃食管反流病的危险。慢性胃病患者，如胃炎、消化性溃疡等，饮用浓茶、浓咖啡，可引起胃酸分泌增多，使病情加重。因此，胃食管反流病患者尤其是急性期时，尽量避免饮茶和咖啡。

9. 胃食管反流病患者可以吃巧克力吗？

专家回复：胃食管反流病患者最好不要吃巧克力，因为巧克力中含有大量的黄嘌呤，它是细胞内二磷酸酯酶的强力抑制剂，可增加食管下端括约肌平滑肌受体的环磷酸腺苷浓度而降低其压力，从而加重反流。

10. 胃食管反流病患者为什么不能饮酒过量？

专家回复：无酒不成席，酒是中国饮食文化不可或缺的部分，但是对于胃食管反流病患者而言，饮酒过量是导致反酸、烧心及症状加重的"罪魁祸首"之一。因胃与食管连接处的食管下端括约肌有阻止胃内容物反流的功能，如果饮酒过量和酒精浓度过高都有可能导致括约肌松弛，加重胃酸反流。

11. 蔬菜和水果会引起胃食管反流吗？

专家回复：不少胃食管反流病患者担心进食蔬菜、水果会不消化，

301健康科普丛书——胃食管反流病

加重胃食管反流病情。研究证明，大多数蔬菜和水果不会引起或加重反流，恰恰相反的是，蔬菜和水果中含有丰富的纤维素，能够促进胃肠动力，减轻反流。因此，患者大可以自行选择食用，但对于韭菜、香菜、蚕豆等中医认为可能导致上火或疾病复发的蔬菜要适当控制，每次食用的水果不可过多过杂、不可过冷过甜，如香蕉、甘蔗等最好避免食用。另外，柑橘类酸性水果最好不要食用，因为可能会加重烧心症状。

 12. 胃食管反流病患者为什么要选择高纤维、低脂肪的食物？

专家回复：高纤维、低脂肪饮食是胃食管反流病治疗的重要饮食原则，因为脂肪能够刺激胆囊收缩素的分泌，引起食管下端括约肌张力降低，促使胃食管反流，同时使胃、十二指肠压力差颠倒，造成十二指肠内容物反流入胃。如果进食过多的脂肪，可延缓胃的排空，增加上腹部不适感。患者平时饮食中应注意少吃肥肉、奶油及烹调油，食物应以煮、炖、烩、蒸为主。少吃或不吃油炸食品。

食物中的蛋白质可以刺激胃酸和胃泌素的分泌，胃泌素可使食管下端括约肌张力增加，抑制胃食管反流，所以在饮食中可适当增加蛋白质的比例，如瘦肉、牛奶、豆制品、鸡蛋清等。

 13. 胃食管反流病患者冬季"进补"需要注意哪些？

专家回复：每到冬季，不少人的胃口就变得特别好，从中医学的角度来看，这是因为冬季是适合"藏"的季节，就好比动物把果实藏起来过冬一样，人体也需要蓄积足够的营养，以增强体质，抵御寒冷。然而，对胃食管反流病患者来说，胃口大开可不见得是什么好事，一不小心就可能引起"烧心"复发。冬季进补是我国人民信奉的保健、治病良法，当然，"虚则补之"是进补的先决条件。但是，对于胃食管反流病而言，此病以实证居多，虚实夹杂常见，纯虚证少见。那么胃食管反流病患者是否能进补呢？

胃食管反流病患者原则上在冬季也可以进补，但如果有胸骨后疼痛、烧心、反酸、食管下段烧灼感、半夜呛咳、舌苔黄腻或白腻等症状，此时属于反流较严重，一般不宜进补，应该去医院就诊，待上述症状消失后再予以进补调理。在疾病缓解期，也应辨清肝（胆）有无实邪，如实热、气滞、血瘀；脾胃有无湿热、寒湿之邪等。邪实时当以祛邪为主，如果盲目进补就会使病情加重。

14. 嚼口香糖可以减轻胃食管反流病吗？

专家回复：咀嚼口香糖能增加唾液分泌的质和量，能改善食管清除力，保护食管黏膜以防止炎症发生，因此经常咀嚼口香糖，是能够改善消化，减轻反流症状的。但是要注意勿咀嚼薄荷味的口香糖，因为薄荷能减轻食管括约肌压力，导致胃食管反流发生。

15. 胃食管反流病患者饮水应注意什么？

专家回复：胃食管反流病患者应该多喝温开水，可增加食管清除力，稀释胃酸，有助于缓解症状和保护食管黏膜。应避免喝冷饮，尤其是碳酸饮料，冷饮可刺激食管和胃黏膜下血管收缩，导致局部血流减少，增加黏膜损伤的风险；同时碳酸饮料中的气体可致食管括约肌扩张，增加反流风险。

16. 胃食管反流病患者为什么要少吃酸性食物?

专家回复:胃食管反流病的主要发病机制是抗反流机制减弱和反流物对食管黏膜攻击作用的结果,而酸是反流物中损害食管黏膜的一个主要成分,因此,胃食管反流病患者要减少食用酸性食物,如柑橘类水果及其饮品。

17. 辛辣食物能加重反流吗?

专家回复:辛辣食物具有刺激性,能刺激胃酸分泌,促进食管黏膜发生炎症,增加发生胃食管反流的风险。另外,辛辣食物还可能降低食管括约肌的压力。因此,胃食管病患者最好谨慎食用辛辣食物。

18. 胃食管反流病患者能食用腌制品吗?

专家回复:过多进食腌制品能加重胃食管反流。有医学研究显示,每周进食腌制品大于 3 次的人群发生反流的风险较从不食用腌制品的人群要高 1.5 倍。因此,不建议胃食管反流病患者食用腌制品。

19. 胃食管反流病患者的食物烹饪方法需要注意哪些?

专家回复:同样的食物,烹饪方法的不同对于食物在胃内残留的时间有重要影响。食物进入胃,要经过胃的活动,反复研磨,与胃液中酸和酶混合,消化成食糜,才可以从幽门慢慢排入十二指肠。显然,食物的性状对于食物在胃内的消化与排空密切相关。对于胃食管反流病患者,要尽量减少食物在胃内存留的时间,又不能影响食物在胃内的消化过程,因此,对于胃食管反流病患者,食物的烹饪应以蒸、煮、炖为

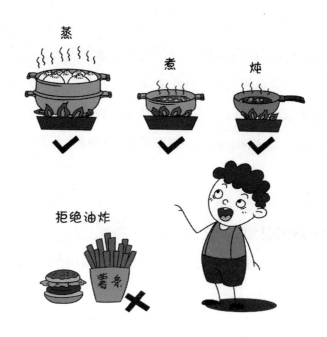

主，不宜油炸，同时对于固态食物应该尽可能加工精细，做到酥软、易咀嚼、易消化。

 20. 婴幼儿患者的饮食应注意什么？

专家回复：对于不明原因反复呕奶并常伴有莫名烦躁哭闹的小宝宝，反酸、烧心等症状的困扰可能正是他们遭受到却无法表达出来的感受。小宝宝患胃食管反流病多与食管下端括约肌发育不良有关。病情较轻的，随着生长发育，在1岁半左右症状可能会逐渐消失。不过，一些病情相对较重的宝宝，若不及时治疗，不但会影响生活质量，长期呕吐还可能造成营养摄入不足，影响发育。对于此类小患者，饮食调节是重要的治疗手段，少食多餐是首要方法，减少平时食量30% ~ 50%，增加喂养次数，每次喂养间隔2 ~ 3小时；减少饮食中的糖分和脂肪；另外，勿让宝宝平躺睡觉，可适当抬高床头约20cm，或是父母抱着睡；注意采取左侧卧位，平时在抱宝宝时，也要注意保持左侧卧位。

21. 有没有胃食管反流病的食疗方?

专家回复：本文作者特从中医食疗文献摘选几则胃食管反流病的食疗方供读者参考。

（1）牛奶山药面粉糊：牛奶250克，山药、面粉各30克。将山药切成丁状，加水、文火炖煮，至浓汤后再加入牛奶，调入面粉糊，煮沸。以上为1次量。每日服1～2次，1个月为1个疗程。牛奶性味甘、平，补虚损、益肺胃、生津润肠。山药益肺、健脾、补肾。研究表明，山药能促进胃的功能，有助于消化食物。面粉，特别是大麦粉，性凉味甘咸，含有尿囊素，能治疗胃部的炎症，促进胃功能的康复。

（2）橄榄煲萝卜：橄榄250克，萝卜500克。橄榄及萝卜(切成小片)一起放入锅内，加清水煎汤。代茶饮。连用5～7天。橄榄又名青果，能下气、生津、止渴、清肺、利咽、消食、开胃。萝卜能健胃消食，止咳化痰，顺气利尿，清热解毒。橄榄煲萝卜能清利咽喉，调整食管舒缩功能，消食开胃，疏通气机。临床观察，服后能减轻食管反流症状。

（3）鸡肫花椒：鸡肫2只，花椒20粒，盐少许。将鸡肫里外洗净，放入花椒，加盐少许，锡纸包裹数层，火上煨熟，取出即可。切成薄片，趁热食用。每次吃1只，每天2次，连用1周。鸡肫养胃，本品和胃降逆，通腑理气，临床观察能减轻胸骨后烧灼及疼痛，减少呃逆及嗳气，并对功能性消化不良、胃肠功能障碍均有一定治疗作用。

（4）炒萝卜缨：新鲜萝卜缨300克，食油、盐适量。萝卜缨洗净、切断，放入热油锅内炒熟，加食盐少量调味，即可食用。本方具有理气消食的功效。对于呃逆、嗳气、饮食积滞、胸胁胀满，以及胸骨后烧灼闷痛和咽喉部有异物感等均有疗效。

（5）参芪猪肚汤：猪肚1具，黄芪150克，党参150克。将黄芪、党参洗净切片，猪肚洗净。参芪以纱布包好放入猪肚中，麻线扎紧，加文火炖煮，熟后去掉药包即可。趁热食肚饮汤，分作4～6次食完，每日2次，连吃1周。黄芪性味甘、温，为补气主药，能降低胃酸及胃分泌，保护胃黏膜。党参性味甘、平，有补中益气、健脾益肺功效。猪肚养胃、补胃、治胃，与参芪配伍，接其补气扶正之力，对于胃及食管炎症、消化不良、烧灼痛者有效。

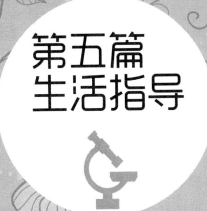

第五篇
生活指导

胃食管反流病的发生与精神负担大、工作压力重、生活规律被干扰、饮食习惯不好、胡乱吃药等因素密切相关。由于这些因素，引发了贲门、食管、胃、十二指肠动力功能紊乱和黏膜损伤。对于这样的疾病，药物治疗是一个方面，恢复保持良好的生活习惯更为重要。本章节主要介绍胃食管反流病患者应注重的生活细节，做好日常保健，减少症状复发。

1. 胃食管反流病患者日常保健的总体原则是什么？

专家回复：

（1）注意规律饮食。我们经常看到有些年轻人熬夜晚起，不进早餐。有的大学生上课前几分钟起床，饿着肚子上完第一课，才在课间休息时匆匆进食早餐。有的则可能因工作繁忙而无法顾及午餐或晚餐。这种情况经常见于出租车司机、软件程序员等。殊不知，饮食不规则必然扰乱正常的食管与胃肠运动。对于这样的胃食管反流病患者，不解决规则饮食问题，再多吃药也不管用。另外，还要注意不要在晚上睡觉前吃东西。睡觉前进食很多食物或者其他东西，会加剧腹胀、恶心，甚至夜间在你深睡时容易发生胃内食物反流进入气管，引发肺炎。

（2）注意饮食的种类和量。对于胃食管反流病患者，要特别注意哪些东西可以吃，哪些不能吃，哪些暂时不能吃。还要注意吃多少的问题。有的患者食欲差，有的则并不差，但吃下去后就出现上腹隐痛、腹胀难受。所以，有些不易消化的食物，如过硬、过生、过分辛辣或含纤维较多的食物包括蔬菜或水果，症状明显时应当有所限制。脂肪较多的食物特别是肉类，更要注意限制。因为在所有食物中，脂肪类影响食管、胃和十二指肠运动，减慢胃收缩和排空的作用最为显著。

（3）要注意食物的质。同样的食物，烹饪方法的不同也对在胃内残留时间有重要影响。食物进入胃，要经过胃的活动，反复研磨，与胃液中酸和酶混和，消化成食糜，才可以从幽门一点一点地排入十二指肠。显然，食物的性状对于食物在胃内的消化与排空密切相关。饭与粥相比，粥要比饭更容易通过食管和胃。长纤维的食物如果用刀切得很细，就解决了胃难以消化的问题。即使是肉类，如果烹饪后上桌时很硬，胃

301健康科普丛书——胃食管反流病

就难以消化，必然严重影响胃排空。反之，煮成肉汤，胃排空困难的问题就不会存在。

（4）要注意进食的量和速度。有的人性子急，干事麻利，进餐起来飞快如风。这对于胃食管反流病的患者，实在危害不浅。我们的胃本来很安静，大量食物一下子从贲门涌入，胃腔内马上堆积膨胀起来。这时候，您可能出现上腹部剧烈绞痛、呕吐，甚至还可能造成呕血。所以，我们要求这些患者改掉这个习惯，延长进食时间，减少一次进食的量，以腹部无不适的感觉来决定进食的量和速度。有的患者常有这样的经验，少吃腹胀就轻。但也要注意，少吃可能带来营养缺乏。如何做到既要保证足够的营养摄入，又不至于使我们的胃负荷过重，需要我们花些功夫去琢磨。

（5）要注意适当活动、动静结合。首先是不要餐后马上在沙发平躺休息，或卧床睡觉。这是因为餐后的胃肠道正忙着消化、吸收和运动，血流增加，而大脑的血供相对减少，使人感觉困乏疲倦，昏昏欲睡。其实，这时倒是应该稍作活动。最好是散步几分钟，这样有利于胃的排空。所谓"饭后百步走"的道理也在于此。当然，就是休息，也要注意睡眠的体位和姿势。胃的出口在右侧，我们应当卧床时多采取右侧卧位，这样有利于胃内食糜向十二指肠输出。但患有 GERD 的患者最好采取左侧卧位，因为右侧卧位会使胃内酸性液体反流入食管的几率大大增加。说到活动，这一点往往被人忽视。能否注意做到动静结合对于治疗胃食管反流病和防止复发至关重要。我们在临床看到的患者大多是个人习惯缺乏活动，或来自难以活动的工作岗位如出租车司机、软件编程员、收银员、会计和营业员等。退休后老是坐在沙发上看电视的，也容易患病。请注意，胃肠道运动的情况与人的整体活动密切相关。长期卧床的患者多会出现严重便秘，道理就在于此。现在，各个单位职工保健措施都比较规范，有工间休、工间操等。在国外，缺少活动的工作单位提倡每工作半小时就需活动 5 分钟，并且有规定的活动，大都是体育操。

2. 如何选择进餐时间，以减少症状发生？

专家回复：胃食管反流病患者餐后出现反流相关的症状是常见的现象，这是因为食物进入胃内以后，需要在胃内停留，与胃液以及消化酶研磨混合，此时胃内的压力是增高的，因此反流容易在餐后发生。选择合适的进餐时间是可以有效减少反流症状的。早上 9：00 进食早餐可减少症状发生，可能与这个时间段胃的舒张能力最高，食物进入胃内以后，胃内压力最小有关；另外，临睡前 4 小时内不宜进食，可充分保证平卧后，胃内没有食物残留，胃内压力最低，减少发生反流的危险因素。

3. 吸烟、饮酒是否可导致胃食管反流？

专家回复：吸烟及饮酒与胃食管反流发生关系密切。通常认为，吸烟的年头越长，越容易发生反流症状。每日吸烟、烟龄超过 20 年的吸烟者，发生胃食管反流的风险可增加 70％，并且吸烟的总量越多，越容易发生反流症状。因此，胃食管反流病患者应减少吸烟，或戒烟，并要求周围的人也不要吸烟，拒绝"二手烟"。

酗酒者（每日喝白酒超过半斤），发生反流的风险增加。酒精可能通过刺激胃泌素分泌、增加酸分泌损害食管动力和胃排空等途径引发胃食管反流。由此可以得出，胃食管反流病患者最好不要喝酒。

4. 肥胖与胃食管反流病是否相关？

专家回复：肥胖患者发生反流症状几率要明显升高。肥胖可以通过多方面因素引起胃食管反流症状，包括增加胃食管压力、增加食管裂孔疝的发生、增加腹内压、增加胆汁和胰酶排泌等。不少肥胖患者的药物治疗效果不明显，减轻体重才是治疗的关键因素之一。

5. 胃食管反流症状多在夜间发作，该如何避免？

专家回复：首先，睡前 4 小时最好不要进食，选择在睡前 2 ～ 3 小时服用抑酸药物。其次，抬高床头可防止反流。科学研究显示，将床头抬高 20cm 左右可有效减少夜间胃食管反流。另外，研究发现，右侧卧位容易发生反流症状。因此，建议睡眠中应尽量避免右侧卧位。

6. 哪些习惯性姿势和生活习惯可增加反流风险？

专家回复：生活中有些增加腹内压力的姿势和习惯，是可以加重反流的，比如弯腰、举重、仰卧起坐、饭后立即运动等。另外，有些穿衣习惯也可使腹压上升，而导致胃食管反流，比如紧身衣着、系紧腰带等。

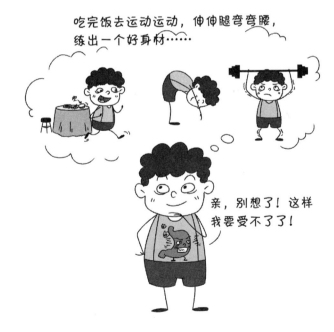

7. 老年人服用的药物中哪些容易导致反流症状？

专家回复：老年患者在胃食管反流病患者中约占 15%，老年人发生胃食管反流病的常见病因包括食管下端括约肌松弛、习惯性便秘等。由于老年人常合并其他疾病，如冠心病、2 型糖尿病、心律失常、前列腺肥大等，经常需要口服多种药物来控制血压、血糖等，以期改善症状。这些药物中不乏易加重反流的药物，如钙离子拮抗剂、亚硝酸制剂、黄嘌呤制剂、β 受体兴奋剂、孕酮制剂、前列腺素制剂、抗胆碱药、苯二氮䓬类制剂以及具有抗胆碱作用的抗精神失常药等，这些药物可以延迟胃排空，增加胃食管反流。但是上述药物大多难以停药或减量，建议不要盲目改换用药或是停药，应该根据自身反流症状有无加重的情况下，在医生专业指导下更换药物，以期改善胃食管反流效果。

8. 就餐后哪种活动适合胃食管反流病患者？

专家回复：胃食管反流病患者餐后适量活动，可有效减少反流。首先餐后尽量不要剧烈活动，尽量减少弯腰、下蹲、收腹等可升高腹压的姿势；选择放松、舒缓的活动方式，如散步；餐后应该保持舒畅的心情，拒绝情绪激动；餐后绝对不允许睡、卧、久坐等行为，因为这些都可以加重反流；如果实在条件不允许，可以轻轻抚摩上腹部，有助于胃内食物下行排空，减轻反流。

9. 胃食管反流病患者为什么需要戒烟？

专家回复：香烟中的主要成分尼古丁，可作用于迷走神经，使食管下端括约肌松弛。吸烟还能使幽门括约肌功能失常，导致十二指肠胃反流，增加胃内胆酸与溶血卵磷脂浓度，干扰食管炎症的愈合；同时吸烟可导致食管蠕动降低，食管黏膜暴露于酸等有害物质的时间过长，造成食管黏膜受损，导致食管炎，加重炎症，延缓愈合。因此，经常大量吸烟的人，非常容易诱发或加重胃食管反流病，产生烧心和反酸，甚至造成吞咽困难。既然吸烟对胃肠系统有这么大的危害，那么，显而易见，戒烟就是保证身体健康，预防和治疗胃肠道疾病的最有效的措施之一。

10. 饮食过饱可引起胃食管反流病吗？

专家回复：不懂得控制饮食，遇到美食大快朵颐，让胃内沉积过多食物，无法消化，易导致胃内压力升高，食物反流至食管中，出现反流症状。经常饮食过饱，体重可出现严重超标现象，导致腹腔压力高，促进了胃液反流，最终出现胃食管反流病。对于此类人群，要求进食时细嚼慢咽，保证食物在口腔中咀嚼停留至少20秒以上。因为口腔是食物消化的第一站，保证食物形成食糜通过食管进入胃中，易于消化，减轻胃内压力，同时可有效延长进食时间，避免饮食过饱。

11. 精神状态对胃食管反流病有什么影响？

专家回复：过于焦虑，精神时刻处于紧张状态之时，胃在应激状态下胃酸分泌增加，出现反酸病症，加重病情。工作压力、精神压力过大，也可导致发生胃食管反流病。国外曾有研究发现，离异人群中，发生胃食管反流病的几率增高。患者可根据自身的工作生活状况和习惯嗜好，采用音乐疗法、电视疗法、宣泄疗法、放松疗法等，保持良好的心境，舒缓紧张、焦虑、抑郁的情绪，以减轻心理压力，避免情绪变化使病情反复。可尝试写健康日记，记录疾病症状发作的程度和频率、三餐时间、进食质量、作息时间、情绪波动等，以增加治疗效果。

12. 睡前吃宵夜对胃食管反流病有影响吗?

专家回复：不少人都有吃宵夜的习惯，但是对于胃食管反流病患者，宵夜加大了胃部的负担，极易造成胃下垂，致使抵抗反流的食管括约肌松弛，无法阻止胃酸反流，使反流的症状频频出现。所以，建议患者晚 8 : 00 以后尽量少进食。

13. 大声唱歌或高喊对预防胃食管反流病有帮助吗?

专家回复：高喊 5 分钟可以唤醒机体功能的复活，加速脂肪团的自我燃烧，并增强胃部血液循环，促进胃排空，有效地防止胃食管反流病的出现。根据自己的情况，可以选择在楼下大声唱歌或在林间高喊，持续 5 分钟即可帮助胃部动起来，但是需要注意的是，最好选择在进餐 30 分钟后尝试此种方法。

14. 开车时如何坐可以帮助我们预防胃食管反流病?

专家回复：开车时，如果靠背与座椅之间的夹角大于 100°，就会加大驾驶时的动作幅度，使胃在不断拉伸运动中疲惫不堪。将靠背座椅之间的夹角调整到 95° 才是健康之举，落座时可以减轻从腰部到背部的紧张感，对身体支撑力大增，既可以防止胃下垂、避免疲劳和食管括约肌松弛，更有足够的空间轻微运动。不仅有助于预防胃食管反流病，而且

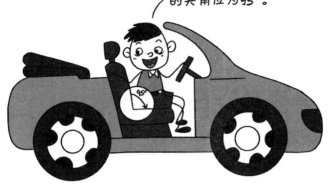

正确的座椅和靠背之间的夹角应为95°。

有助于消化，一举两得。

15. 便秘会加重胃食管反流病吗?

专家回复：便秘是指排便不畅，1 周少于 3 次，并持续 3 个月以上。由于便秘导致腹压增高，容易加重胃食管反流。建议此类患者同时治疗便秘，保持大便频次为每天 1 ~ 2 次，促进胃肠动力，减轻腹腔压力。

16. 长期咳嗽的人为什么容易发生胃食管反流?

专家回复：长期咳嗽容易导致腹腔压力升高，延迟胃排空，容易发生胃食管反流。此类人群首先要积极止咳治疗，坚持适量进餐。为保证营养，可改为每天进食 5 ~ 6 次。

17. 什么样的生活方式可以帮助我们远离胃食管反流病?

专家回复：很多不良的生活方式可以加重或诱发胃食管反流病，改变了这些生活方式，可以帮助我们远离胃食管反流病。

（1）饮食宜少量多餐，不宜过饱。

（2）忌烟、酒、咖啡、巧克力、酸食及过多脂肪。

（3）对于站立位即有反流的患者，穿宽松衣服，避免牵拉、上举或弯腰，避免餐后即平卧，可以帮助患者减轻反流。

（4）对于卧位时出现的反流，抬高床头有助于减轻症状。

（5）体重超标的患者有时在减肥后，症状会有所改善。

（6）某些药物能降低食管下端括约肌压力导致反流或使其加重，如抗胆碱能药物、钙通道阻断剂、硝酸盐类药物、肌肉松弛剂等，胃食管反流病患者应尽量避免使用这些药物。

18. 日常生活中哪些小细节可以帮助胃食管反流病患者?

专家回复：在日常生活中，稍微多多注意以下一些小细节，可以帮助患者减轻胃食管反流：① 不要穿紧身衣服，腰带不要过紧；② 尽量少提重物；③ 不要在餐后弯腰；④ 保持大便通畅，尽量减少用力排便。总之，尽量减少各种可引起腹压过高的动作，因为腹压过高，可加重胃食管反流。

19. 胃食管反流病患者进食时需要注意什么?

专家回复：首先，进食需要细嚼慢咽，让食物在口腔中充分地咀嚼。这是因为：① 咀嚼可使食物与唾液充分混合，有利于形成细碎的食团，容易通过食管进入胃肠，并且也容易被消化和吸收。② 充分地咀嚼可反射性地刺激迷走神经中枢，使胃肠液分泌，促进胃肠道有序地蠕动，有利于食物的消化和吸收。③ 若食物不经过充分细致的咀嚼，在粗大的食团经食管进入胃腔的过程中，可对食管和胃黏膜产生机械性的刺激作用，并难以消化和吸收，长此以往，则易患胃食管反流病。

其次，进食需均匀、缓慢，避免急促进食。急促进食一方面会使食物得不到充分的咀嚼，另一方面，会因此而吃得过多、过饱，从而易引起急性胃扩张、消化不良、急慢性胃炎等。这是因为人的大脑中有一个主管控制人进食量的饱感中枢，在一定时间内，充分地咀嚼和胃腔逐渐的容受性膨胀，可刺激饱感中枢，当刺激达到一定程度的时候，饱感中枢就发出指令，使人产生"饱"的感觉，随之停止进食。若进食过快，在信息尚未传递至大脑，饱感中枢还来不及发出"饱"的指令时，胃腔已被食物充填得满满当当的了，待感到饱的时候，已经吃得过多了，极易发生胃食管反流。

另外，睡前不要加餐，以防止加重症状。同时还应当注意少吃零食。经常吃零食，会打乱胃肠道正常的消化规律，使胃肠液分泌和胃肠蠕动功能紊乱，不但影响食物的消化吸收，还会增加胃肠负担。

20. 胃食管反流病患者穿着方面需要注意什么？

专家回复：胃食管反流病患者尽可能避免穿紧身衣，因为过紧的衣服可增加胃的压力，促使胃内容物反流到食管。秋冬季节交替时温差变化大，如不能及时添加衣服，受到寒冷刺激后可引起消化道黏膜下血管收缩，降低食管下段括约肌张力，诱发胃食管反流病。

21. 为什么精神抑郁，爱生闷气的人容易患胃食管反流病？

专家回复：调查发现，约 40% 胃食管反流病患者的自主神经功能异常。当人长期处于精神紧张、忧虑或抑郁状态时，负面情绪对大脑皮

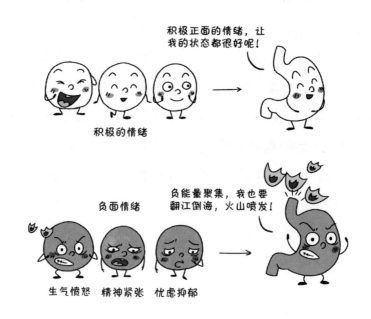

积极正面的情绪，让
我的状态都很好呢!

积极的情绪

负面情绪

负能量聚集，我也要
翻江倒海，火山喷发!

生气愤怒　精神紧张　忧虑抑郁

层产生不良的刺激，使得丘脑下中枢的调节作用减弱或丧失，引起自主
神经功能紊乱。食管括约肌的收缩或舒张，受自主神经支配，如果自主
神经功能紊乱了，食管括约肌的开关闭合必然随之发生异常。人们在情
绪激动或生气的时候容易打嗝，就是这个原理。

 22. 采取什么样的睡姿可以缓解症状?

专家回复：不少胃食管反流病患者在夜间发病，反酸、烧心的症状
影响睡眠，给生活带来严重困扰。此类患者在按医嘱服用药物的同时，
需要采取措施，改变睡眠姿势，以减少反流。首先是抬高床头，通常垫
高 20cm（勿需抬高过多），可明显改善症状、减少反流。其次，不要右
侧卧位，因为右侧卧位可导致食管括约肌压力增加，同时使胃食管交界
处位于胃底胃酸液面之下，增加胃酸反流的风险。

23. 妊娠期的胃食管反流病患者应注意什么?

专家回复：胃食管反流患者在妊娠期的治疗，以及妊娠期出现胃食管反流的治疗是很具有挑战性的。因为担心药物会导致胎儿畸形，绝大多数患者拒绝服用药物，但是反流、烧心等症状引起食欲下降，容易影响母婴健康。妊娠期胃食管反流病的治疗，最为强调的是生活方式和饮食调节，具体内容包括抬高床头，睡前3小时内不再进食，避免餐后即平卧，餐后最好适量活动20～30分钟，减少食物中的脂肪，采用低脂高蛋白饮食，如鸡蛋、牛奶、瘦肉等，避免饮用刺激性的饮料，如咖啡、酒、西红柿加工品、柑橘饮品等，减少吸烟或戒烟。如为顽固性胃食管反流病患者，在上述方法效果不显著时，可考虑药物治疗，但要尽量避免在妊娠早期用药，选择抑酸药物时，兰索拉唑可能更为安全，最好不要应用促动力剂，如吗丁啉、莫沙必利、伊托必利等。